Ser enfermera

Ser enfermera

Susana Frouchtmann
(compiladora)

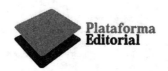

Plataforma
Editorial

Primera edición en esta colección: septiembre de 2011

© Susana Frouchtmann, 2011
© del prólogo, Santiago Dexeus, 2011
© del epílogo, Marta Corachán, 2011
© de la presente edición: Plataforma Editorial, 2011

Plataforma Editorial
c/ Muntaner, 231, 4-1B – 08021 Barcelona
Tel.: (+34) 93 494 79 99 – Fax: (+34) 93 419 23 14
www.plataformaeditorial.com
info@plataformaeditorial.com

Depósito legal: B.28.180-2011
ISBN: 978-84-15115-53-3
Printed in Spain – Impreso en España

Diseño de cubierta:
Jesús Coto
www.jesuscoto.com

Fotocomposición:
Serveis Gràfics Rialtex

El papel que se ha utilizado para imprimir este libro proviene
de explotaciones forestales controladas, donde se respetan
los valores ecológicos, sociales y de desarrollo sostenible del bosque.

Impresión:
Romanyà-Valls
Verdaguer, 1 - Capellades (Barcelona)
www.romanyavalls.com

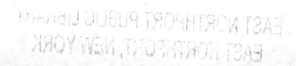

Índice

Prólogo

La profesión médica ha sido siempre catalogada como VO-CACIONAL.

Esta afirmación me ha parecido, como mínimo, poco razonada. Sé que es difícil justificar mi punto de vista porque, inmediatamente, levanta una ola de protestas entre los románticos de la profesión sanitaria que no quieren aceptar lo que ocurre en el ejercicio diario de la sanidad y porque es desmotivador de cualquier juvenil vocación.

Llama la atención que cuando se habla de vocación, solo se tiene en cuenta al médico, como si todavía no hubieran transcurrido más de doscientos años desde la implantación del concepto de SANIDAD, que refleja mucho mejor la realidad del ejercicio profesional, que es una labor de equipo en la que estamos incluidos todos los trabajadores de la sanidad con responsabilidad al cuidado de los enfermos... y desde luego enfermeras y enfermeros.

Por lo tanto, cuando unos orgullosos padres de su retoño afirman, con incontenible admiración, que tiene una gran vocación «pues desde pequeño disecaba indefensos insectos o animales...» no puedo reprimir el recordarles que quizá sería mejor orientarlo hacia un oficio más acorde con aquella temprana inclinación, tal como carnicero o taxidermista, y desde luego les recomendaría que frenaran las tendencias crueles de su joven hijo, orientándolas hacia un respeto por toda criatura de nuestro entorno. Pero este ya es otro discurso y debo centrarme en mi aparente provocación, cuestionando el impulso vocacional.

Mi experiencia de muchos años enseñando a residentes de Ginecología e impartiendo clases a los alumnos de Medicina, me permite afirmar que la cacareada vocación generalmente responde a un sentimiento de admiración hacia una persona determinada, real o de ficción, o a un puro reflejo, perfectamente conocido en el mundo publicitario, que motiva al «espectador» a consumir un determinado producto. En el caso que nos ocupa, sería el de la enfermera abnegada o heroica capaz de las más humanitarias hazañas.

A veces las razones son mucho más prosaicas y se escoge la Enfermería porque se considera una carrera que tiene porvenir y en momentos como los actuales, en que el paro juvenil es dramático, elegir una carrera que tenga una cierta seguridad de empleo inmediato, sea en nuestro país o en el extranjero, es un factor decisorio.

La vocación sanitaria se adquiere a medida que se progresa en los estudios, siempre y cuando se tenga la suerte de recibir las enseñanzas de un profesorado competente, vocacional y con aptitudes didácticas. Durante la licenciatura, quise ser endocrinólogo, porque me sedujo la abnegación de un profesor; luego fue la Dermatología, pues las excelentes clases del catedrático eran una auténtica obra maestra. También tuve suerte con el profesor de Cirugía y, a pesar de que no pisé un quirófano en los tres años que duraba la asignatura, sus clases eran magistrales. Pero mi verdadera vocación llegó con el ejemplo de mi padre, infatigable profesional, que no solo me enseñó la especialidad sino también el comportamiento ético que debe presidir cualquier actividad sanitaria. En sus sesiones clínicas no dejaba de recordarnos la necesidad del estudio. Para el médico, decía, no existe la fatiga y todos los días debe informarse, proseguir en su formación continuada.

Durante los años que impartí la asignatura de Obstetricia y Ginecología en la Escuela de Enfermería de Santa Madrona eludí, sistemáticamente, el puro mecanicismo que relegaba al personal de enfermería a comportarse como autómatas, sin apenas conocimiento alguno del porqué de su actividad cotidiana. El último año que impartí el curso, lo simultaneé con los alumnos de Medicina. El examen final de ambos colectivos tenía un 50% de preguntas comunes y puedo asegurarles que las enfermeras fueron muy superiores en sus atinadas respuestas a los aprendices de médico. Para estos, la Ginecología era una asignatura «maría», es decir, poco importante; para las enfermeras, al final de sus estudios y plenamente motivadas, era un eslabón importante que las acercaba al cumplimiento de una vocación que se estaba consolidando.

Pero no todo es un camino de rosas en el ejercicio profesional. La primera decepción que suele surgir, es la de constatar la relativa incomunicación existente entre el médico y el personal de enfermería. La labor de la enfermera en el control de los pacientes ingresados es de primordial importancia. El cirujano que se precie como tal consultará siempre las anotaciones o los comentarios de enfermería. No solo se trata de controlar el débito de un drenaje o de cualquier otro signo clínico, sino que la enfermera será un observador privilegiado, o quizás único, del estado anímico del paciente, tan importante en el proceso de curación.

Personalmente puedo asegurar que siempre he tenido a gala ocuparme no solo de tratar la enfermedad, sino a la persona enferma. Este intento a veces es difícil de cumplir, pues, así como el paciente jamás miente en cuanto a sus dolencias físicas, en no pocas ocasiones, no manifiesta u oculta su problemática personal, por considerarla como algo independiente de su alteración orgánica.

Es la enfermera la que, en su constante observación del paciente, nos advierte de situaciones de estrés psíquico que pasan desapercibidas a la rápida consulta médica de la planta de internados.

Lógicamente el ejercicio de la Medicina, en cualquiera de sus estructuras sanitarias, puede constituirse en un factor potenciador y gratificador de nuestra vocación, completando nuestra realización personal o... desgraciadamente, la infraestructura sanitaria burocratizada o tecnocratizada podría convertirnos a todos los que hemos escogido esta maravillosa profesión que es el servicio a la humanidad que sufre, en simples funcionarios de la salud. Si esto ocurre, recomiendo vivamente que abandonen la profesión y dirijan sus esfuerzos laborales hacia otros fines que, probablemente, serán incluso más lucrativos. Pero si su vocación se reafirma día a día, no contarán ni la falta de sueño, ni las guardias agotadoras, ni la comparación con otras profesiones más confortables y mejor pagadas, porque nuestra única retribución será el agradecimiento del paciente.

Este libro trata precisamente de la belleza de la Medicina, que debe ser una ciencia pero también es un arte y para conseguir la creatividad hay que amar. El ejercicio de la Medicina es, en síntesis, un ejercicio de amor.

PROF. SANTIAGO DEXEUS
Clínica Tres Torres, Barcelona

Introducción

Me gustaría empezar esta introducción diciéndole al lector que este libro fue idea mía, pero no es así: un día me llamó Jordi Nadal, director y editor de Plataforma, con quien había publicado mi primer libro, *Mi cáncer y yo*, proponiéndome escribir *Ser enfermera*. Para ello tendría que entrevistar a algunas profesionales sanitarias de diversas áreas e intentar reflejar el cometido de estas personas cuya labor, en general, queda medio oculta tras la imponente figura del médico. Entrevistar es el género periodístico que más me gusta y en el que soy incansable con el entrevistado, así que con esta premisa, más mi familiaridad con el mundo de la Medicina, por ser hija y nieta de médicos, acepté el encargo y empecé este viaje, porque cada libro lo es. Unos, en verdad, porque hablan de otros países; otros, de personas, y cada persona es un gran viaje hacia lo más profundo del ser humano. Tras muchas entrevistas en mi vida profesional, puedo asegurarles que es así. Lo que no llegué ni a imaginar es que acabaría cautivada de cada una de las once personas entrevistadas. Un encantamiento que no era inmediato porque, mientras hago entrevistas, siempre intento quedarme no solo con cada palabra, sino con cada gesto del entrevistado, lo cual hace que invariablemente salga algo aturdida y, sobre todo, repleta de palabras y sensaciones, lo que hace que acto seguido precise distancia para ver claro (como en todo sortilegio, en suma). Pero cuando me sentaba en mi ordenador a pasar estas conversaciones, sentía no volver a tener a Carme, a Neus, a Assumpta... a cualquiera de ellas delante, porque todas las protagonistas de este libro hacen el mundo mejor. Y lo hacen desde la singularidad de su esencia, de su carácter, de su edad... pero hay algunos factores que son comunes en todas:

- Los pacientes ante todo son personas.
- Los cuidados que les procuran son físicos, pero también anímicos.
- Atender a la familia es una parte fundamental e indisociable de su cometido.
- La muerte forma parte de la vida y cada una de ellas la acepta, aunque a veces lleven la de algún paciente varios días a cuestas.
- Todas son tan próximas como lejanas. Han tenido que aprender a serlo para poder ejercer su profesión sin desmontarse y poder llevar, asimismo, una vida personal gratificante.
- Cuidar, ayudar, es un privilegio.

Empecé entrevistando a **Anna Negre**, enfermera de Oncología infantil, quien vive feliz al lado de estos niños, sea el que sea su pronóstico y su tiempo de vida. «Yo no vivo la muerte de un niño como una derrota porque todos hemos peleado, entregado y dado al máximo», dice Anna. En su capítulo explica cómo es su día a día con cada niño pero también con sus padres. Un capítulo que, como otros, puede parecer duro pero ¡hay tanta ternura y entrega en cada línea!

Pero no todas las enfermeras sienten la vocación desde niñas, como fue el caso de Anna Negre, ni siquiera más tarde. Para **Carme Fabra**, a quien le gustaban las letras y que estudió Filología Catalana, durante un tiempo, la sanidad fue un recurso con el que ganarse la vida. Pero cuando finalmente podía ejercer como filóloga, el mundo de la sanidad y el cuidado de las personas la habían enganchado totalmente. En sus propias palabras: «Para entonces, el contacto humano que procura mi profesión ya me había tocado muy hondo. Me seguían gustando las letras y leer, pero un enfermo al que cuidar es un privilegio al que no quería renunciar…»; extraído del capítulo «Por qué quise ser enfermera».

En «Por qué quiero ser enfermera», **Neus Prat**, quien este año acabará la carrera, nos muestra la vocación desde niña; una vocación en la que la influencia de su madre, enfermera en un geriátrico, no ha sido ajena. En sus prácticas durante la carrera, Neus ha estado en Oncología, Cardiología, Medicina Interna-Infecciosos, Urgencias… Todavía no ha decidido la unidad en la que le gustaría trabajar, pero no duda en afirmar: «Cuando empecé me seguía interesando mucho la residencia geriátrica y, en concreto, la Salud Mental porque como auxiliar atendí a muchos con senilidad, esquizofrenia, Alzheimer… Me gustaban mucho. Los adoraba». Los adoraba. No queda nada por añadir ni aclarar.

Aroa López, quien, con treinta y un años, está en Urgencias nivel 2, el más grave, no lo tuvo tan claro como Neus. La recuerdo como una moto: joven, llena de vida y de optimismo, pero con los pies bien asentados en la tierra. «Saber gestionar el sufrimiento forma parte de tu profesión, pero has de saber involucrarte sin que te afecte de manera negativa porque si el paciente muere, has de auxiliar a la familia en todo lo que puedas», dice Aroa.

Silvia Garrido, enfermera en el Centro de Atención Primaria de El Pont de Suert, un pequeño pueblo de los Pirineos, vive feliz lejos de la ciudad porque le proporciona calidad de vida y más proximidad con los enfermos con los que cada día se cruza por la calle. Pero esta vida idílica contrasta con la realidad cuando alguno enferma gravemente porque como la propia Silvia dice: «En los pueblos hay calidad de vida, humanidad, calor, más tiempo para nosotros y nuestras familias, pero tenemos que estar muy sanos».

Assumpta Tries, enfermera de Cuidados Paliativos a domicilio, estudió artes plásticas, tuvo un taller de cerámica… hasta que decidió que quería hacer un trabajo que le permitiera viajar y conocer otras culturas. Con este punto de partida, ¿se puede desarrollar una gran vocación y asistir nada menos que al último tramo de vida? Assumpta lo hizo y lleva a cabo su trabajo con una profundidad y una humanidad conmovedoras; y nunca habla de los que se mueren, sino de «los que se van», «porque hay que entender la muerte como una dimensión más de la persona».

Mercè Cámara trabaja como enfermera en el Hospital Clínic de Barcelona, pero en su capítulo nos habla de su labor como enfermera cooperante, un trabajo muy diverso de su día a día habitual y por el que se ha desplazado a Camerún y Ecuador. Una experiencia que repetirá tan pronto pueda porque asegura que en estos desplazamientos ha recibido y aprendido mucho más de lo que ella ha dado. De forma que al regresar de su primer viaje a Camerún, comprendió que no solo tenía el privilegio de trabajar en la labor que más le gusta, sino que en España lo hacía con muchos más medios de los que incluso se necesita. Y, como ser humano, aprendió «a saborear la paciencia porque me la mostraron como parte de sus vidas… Me mostraron la filosofía con la que viven: "Todo lo que ocurre forma parte del vivir, es la vida"». Y Mercè asegura que no pasa ni un solo día en el que no piense en volver a cooperar.

De **Sílvia Graell**, directora a los treinta y tres años de un centro geriátrico, obviamente, lo primero que me sorprendió fue su juventud para semejante cometido. Pero Sílvia tiene una cabeza tan clara y resolutiva, que incluso puedes llegar a pensar que es expeditiva hasta que la escuchas decir: «Los ancianos me producen ternura, especialmente desde que fui madre hace dos años. Asocio la fragilidad de los niños con la de los ancianos…». Y más. Como comprobarán.

María José Coll es comadrona y, por tanto, está en una unidad esencialmente placentera y dichosa, aunque no por ello repleta de vivencias muy diversas, en las que ahora hay que contar con las nuevas estructuras familiares o la circunstancia de la madre soltera. En cualquier caso, María José asegura que no hay nada tan maravilloso como ver nacer una vida.

Jordi Quílez, especializado en Salud Mental, es el único hombre de este libro. Alguien puede pensar que ello se debe a que se trata de una especialidad más propia de hombres, pero Jordi no escogió su destino: lo hizo su tutora porque vio en él cualidades para estar con estas personas a quienes tantos marginan porque su dolencia «no se ve». Y no se equivocaba su tutora: de estos pacientes, Jordi dice que «le aportaban la posibilidad de ayudar a los demás y aliviar su sufrimiento, un sufrimiento muy solitario». Y él quiere estar a su lado.

Laura López es supervisora de planta en el Hospital de Sant Pau de Barcelona. Hasta llegar a esta responsabilidad, hay todo un recorrido vocacional que descubrió ya siendo niña. Así que hizo toda la carrera con metas muy definidas y pasando por varias unidades en las que adquirió experiencia para, en lo posible, mejorar la atención al paciente a través de la gestión. ¿Ha olvidado el factor humano en este empeño que con frecuencia no deja de ser muy burocrático? Sin duda, no; por algo asegura: «Lo más difícil es gestionar el sufrimiento de la familia; dejar que se expresen respetando sus límites que, para cada cual, son diferentes. Ese es el trabajo de una enfermera. Y que el paciente no sufra».

SUSANA FROUCHTMANN

1. Por qué quise ser enfermera

Hay enfermeras que nunca dudaron qué querían ser. Otras llegan a esta profesión por otros caminos. Personalmente me parece que dudar, desandar caminos para buscar otros, no indica menos vocación una vez encontrada. Hay quien tarda años. No importa, ¿acaso la vida no es un gran viaje interior? Lo que importa es llegar y ser feliz con el hallazgo. Conozco personas que no han encontrado su sitio en el mundo hasta bien entrada la madurez; y también quien no lo encuentra nunca, tal vez porque, incrédulos, desistieron. Pienso que eso no hay que hacerlo jamás en nada. Solo nos está concedida una vida.

Carme Fabra (Barcelona, 1955), amante de las letras, quería ser filóloga y estudió Filología Catalana. Pero eran familia numerosa y no podía permitirse estudiar sin aportar nada a la economía familiar. En este momento, hubiera podido encontrar algún ingreso con sus estudios, pero el catalán de la posguerra no era lo que se dice una buena herramienta con la que conseguir un salario. Por iniciativa de sus padres, Carme empezó a trabajar por las tardes en el ambulatorio de Cornellà de Llobregat como Auxiliar de Enfermería.

Para tal empeño, entonces no hacía falta titulación alguna y la condición normal de la mujer era cuidar. Carme se casó con un químico, acabó la carrera y empezó a trabajar por las mañanas como filóloga en la Escuela Lluís Vives y por las tardes continuó en el ambulatorio. Cuando nació su primer hijo, pudo continuar trabajando en los dos sitios gracias a la ayuda de su madre y de sus abuelas. Eran otros tiempos para la mujer, la cual, una vez había contraído matrimonio solía quedarse en casa y, además, Carme no solo tenía una relación de clan con su familia, sino también con los vecinos del barrio. Algo posible entonces. Dos años después, la empresa multinacional para la que trabajaba su marido le ofreció a éste un puesto en Barbastro, y en Huesca la única opción profesional para Carme no era como profesora de catalán, sino como Auxiliar de Enfermería, para lo que pidió el traslado al hospital de la ciudad oscense. Al final, el matrimonio se quedó ocho años en Barbastro, donde nació su hijo menor, al tiempo que Carme se titulaba como Auxiliar de Enfermería. De nuevo llegó otro traslado para su marido. Esta vez a Barendrecht, Holanda. Y a Carme no le quedó más remedio que pedir una excedencia. Pero, una vez ubicada en el nuevo destino, pensó que para una mejor integración, era necesario incorporarse en algún colectivo, para lo que empezó a colaborar en el geriátrico local, esencialmente haciendo compañía, aunque pronto acabó trabajando unas horas como auxiliar. El primer año fue duro; no por los ancianos, no por ayudarles en el aseo o lavándolos directamente, sino porque no conocía el idioma, que no tardó en aprender. Dice que pasó tres años estupendos tras los que llegó el regreso a España en 1993. Esta vez el destino era Tarragona, donde Carme pidió el reingreso como auxiliar.

—Pues era el momento y lugar para retomar Filología Catalana.

—No, ya no era posible. Para entonces el contacto humano que procura mi profesión ya me había tocado muy hondo. Me seguían gustando las letras y leer, pero un enfermo al que cuidar es un privilegio al que no quería renunciar, es más, me matriculé en la Escuela de Enfermería. El primer año suspendí dos asignaturas: Estadística y Bioquímica. Trabajaba, tenía dos hijos, llevaba la casa… era mucha carga pero mi marido me impulsó a continuar, me apoyó y ayudó en todo; los dos cursos siguientes los hice con notas muy brillantes. Cuando acabé gané una plaza en el Hospital Juan XXIII de Tarragona y entré en la planta de Cirugía Vascular y Urología. Me gusta mucho el enfermo vascular justamente porque precisa muchos cuidados.

—Por lo que sé, son curas bastante duras.

—Con las isquemias graves se necrosan las extremidades: primero los pies, luego las piernas… porque muere el tejido. Son curas contra natura porque no están bien irrigados. Suelen ser enfermos crónicos que empiezan con pequeñas lesiones que van empeorando. Cuando era auxiliar, un enfermo vascular de unos cincuenta y tantos años tenía una isquemia tan agresiva que le cortaron las dos piernas. Las heridas no cicatrizaban y olían; entrábamos con mascarilla y entras y aguantas por vocación y por respeto. En este caso además, él era consciente de su deterioro. Algunos llegan a este punto de degradación porque son diabéticos pero el resto, en general, es por malos hábitos.

—Y estos últimos, con semejante perspectiva, ¿no son capaces de dejar todo aquello que les hará daño?

—Pues la experiencia me dice que no. He tenido enfermos a los que ha habido que amputar una pierna y han continuado fumando o bebiendo, aunque sepan que se pueden quedar sin las dos. Mira, tuve a uno cuya única motivación para levantarse y sentarse en una silla de ruedas era para bajar a fumar.

—He conocido a personas que han hecho cosas parecidas pero la verdadera causa no era una adicción sino soledad, falta de cariño. Carencias.

—Claro. Cuando curas estableces una relación con la persona que no tendrías jamás fuera de este contexto. Los lavamos, peinamos, aseamos… Ves a la persona en situaciones límite y «desnuda» en el sentido más profundo porque caen todos los velos. Entonces sabes que hay duelos que no han podido superar, pérdidas de todo tipo y ellos se preguntan: «¿Para qué voy a dejar de fumar?».

—¿Para qué vivir? ¿Es así?

—Algo así, sí. No tienen motivación y tú, como enfermera, tienes una posición privilegiada para conocerlo bien e intentar ayudarlo. Son enfermos de quienes conoces su intimidad; que sabes que están solos y a los que llegas a apreciar. Son personas que me han tocado en cuerpo y alma. Hay pocas profesiones que permitan ver tan de cerca el ser humano y no sabes cuán enriquecedor es. Cuando empecé en esa planta, me impresionó humanamente lo que implica cuidar, que es físicamente, por supuesto, pero también conlleva saber prever posibles consecuencias, aunque cada enfermo es uno y no puedes generalizar porque el cuidado es a medida, personal y anímicamente.

—¿Y hasta dónde le es posible llegar a la enfermera?

—Hasta donde nos deja el propio enfermo. Tuvimos ingresado a un hombre de ochenta años que estaba muy grave. Hacía nueve años que no veía a su hijo porque había dejado a su mujer y sabía que ella había pasado por grandes dificultades económicas y se sentía culpable. Entonces le propusimos ponernos en contacto con su hijo y no quiso.

—Se murió muy solo.

—No, se murió con nosotras.

Llegado este punto de la conversación, te das cuenta de dos cosas: de que la legendaria cobardía masculina es en verdad inconmensurable y de que la mujer resiste y cuida. Solo te preguntas, una vez más, cómo puede esta enfermera salir a la calle sin ese peso.

—Es que no es así o, por lo menos, yo no he podido: me llevo a casa esta carga emocional pero también me ayuda a ver la vida de otra manera. Además, la mayoría de las personas que mueren en Cirugía Vascular, son mayores, por lo que es más fácil aceptar su muerte. La de un joven, y te lo digo también desde mi condición de madre, es casi inaceptable y ésa te la llevas a casa en toda su dimensión porque también te llevas el dolor de la familia. No lo puedes evitar. Tratas con personas y cuidar también es acompañar.

Es más difícil aceptar la muerte de una persona joven pero, seguramente, durante su enfermedad estará más acompañado. He visto a tantas personas ancianas solas en hospitales que me pregunto si la sociedad actual no está llevando sus propios intereses hasta todos los límites posibles abandonando a sus mayores, cuanto menos afectivamente. Carme dice que si la familia está muy unida, el paciente siempre estará más acompañado, pero que hacerse mayor hoy en día es muy difícil porque el nivel de dependencia los margina mucho.

–No sé si estamos construyendo una sociedad solidaria porque el enfermo padece, algo a lo que nadie debiera ser insensible; y quien puede contribuir a mitigar su sufrimiento es la familia, por más que el paciente sea una persona difícil. No creo que su alivio solo sea responsabilidad del equipo sanitario.

–Aunque todo ser humano tenga una parte mala, te aseguro que la mayoría de la gente es buena. Siempre hay alguien que te puede dar algo. También hay que saber pedir, y quien da es el género humano.

–Ahora estás en la planta de Traumatología. Ahí no cuenta la edad: puede llegar un accidentado muy joven con un gran traumatismo, a veces sin solución.

–En estos casos, la familia necesita toda la atención que le puedas dar porque sabes que cuando se van con su hijo muerto, es posible que no lo puedan soportar y que tal vez se lleguen a separar. También ves a chicos en coma y quien nunca pierde la esperanza es la madre; tal vez porque el hombre es más práctico o expeditivo, no sé; lo que sí veo es que a veces salen corriendo. Y en el mejor de los casos, si el hijo se recupera pero necesita rehabilitación, también es la madre la que resiste; el hombre, no. Los que se quedan son las excepciones. Otro perfil es el de una persona adulta. Si se recupera pero con secuelas físicas, solo se aceptará si su cónyuge lo acepta; y la mujer lo acepta siempre. En cualquier caso, la enfermera tiene que trabajar mucho la empatía con la familia, que cuesta, porque sufre mucho.

–Trece años en Cirugía Vascular y Urología; llevas dos años en la planta de Traumatología…, aún te quedan unos años hasta la jubilación. Puesto que estudiaste tanto Auxiliar como Enfermería estando ya casada, ¿tienes previsto otro reto?

–El primero es continuar aprendiendo, en la práctica y psicológicamente, pero también quiero completar el ciclo de formación: tengo el diploma de Estudios Avanzados en Pedagogía; hice un máster en Enfermería y ahora preparo el doctorado, una cualificación que en Enfermería solo existe desde hace un año y medio porque, tal y como se entiende y practica ahora, ha cambiado muchísimo, de forma que se puede decir que es casi una ciencia nueva. En este momento salen enfermeras muy preparadas que tienen mucho que decir y que cada vez lo harán más porque una buena enfermera no se conforma con lo aprendido: busca e investiga otras técnicas para llegar al usuario, un esfuerzo ya reconocido a nivel académico. Un buen ejemplo lo tienes en nuestra universidad, concretamente en la Facultad de Medicina y Ciencias de la Salud; en ella se imparte la asignatura «Bases metodológicas para la promoción de la salud en la comunidad», cuya profesora es enfermera y doctora en Pedagogía, dándose una visión cercana de cómo Enfermería trabaja en educación para la salud, y siendo sus alumnos los futuros profesionales de la salud y, entre ellos, también los futuros médicos.

—Desde que hemos empezado esta charla, ésta es la primera vez que también hablas en masculino…

—No se puede negar que ser enfermera es un trabajo propio de la mujer porque se trata de cuidar y no hay mejor cuidadora que la mujer.

—Cada vez hay más mujeres médico, pero en tu generación era una profesión más propia de hombres. ¿Cómo te han tratado?

—Con la inmensa mayoría de médicos con los que he trabajado me he sentido muy respetada. Ejercemos dos disciplinas complementarias y para que ambos llevemos a cabo nuestro trabajo de la mejor forma posible, es imprescindible una buena comunicación porque trabajamos codo con codo. Es más, te aseguro que si existiera un espacio de comunicación para mirar el mismo problema desde diferentes perspectivas, si la toma de decisiones fuera conjunta compartiendo conocimiento, el paciente saldría beneficiado y revolucionaríamos la Sanidad.

—¿Existe un espacio de comunicación con enfermeras de otros centros?

—Cada vez hay más, pero aún es insuficiente. Tal vez la era digital haga posible intercambiar experiencias.

Esta pasión por el trabajo, por el cuidado y bienestar del enfermo, no es lo que siempre encuentra el enfermo, de forma que todos, en algún momento, hemos topado con una enfermera, digamos expeditiva. Y te aguantas porque, aunque no sea con excelentes maneras, es la que te ha tocado en suerte. En mala suerte.

—¿Con qué rapidez detectas quién será una buena enfermera?

—Casi inmediatamente. Lo detecto en cómo trabaja y en cómo es. Aún recuerdo a una que lo primero que preguntó es cuánto podía llegar a ganar. Luego observé lo poco que se implicaba en prácticas, todo lo cual no impide que haya acabado la carrera. No son enfermeras por vocación: es un trabajo que se sienten capaces de hacer pero que no lo «sienten». Y ellas se lo toman como un *modus vivendi* sin más. Pero son minoría porque el 90 % de las estudiantes se implican desde el primer día. Me he encontrado con gente maravillosa, con las que he hecho muchas cosas, que se quedan en Cirugía más allá de las horas lectivas... aun sabiendo que puede afectar a su vida personal. Un día que una joven que es estupenda se quedó hasta más tarde para presenciar una cura, al salir la estaba esperando su novio, que le metió un chorreo tremendo. Y yo pensé que no era la pareja más adecuada para ella porque si no aguantaba un retraso en la hora de salida, ¿cómo aguantaría en el futuro los turnos, las guardias, los días festivos? Acabó rompiendo, como tantas otras que quieren prepararse y trabajar bien con toda la implicación que comporta ser enfermera. Son jóvenes que necesitan mucha ilusión y motivación porque además de la dificultad de compaginar su vida personal con la profesional, cuando ejerzan, tendrán poco tiempo para hacer mucho, algo que se debería reconsiderar, porque antes está el bienestar del paciente que cumplir con las ratios. Ésa es una presión excesiva. Nos salva la ilusión, lo que aún tenemos por hacer y dar.

–¿Aún sientes esta ilusión?

–Cada día. Es una profesión que llevo dentro. Aunque no fue mi primera opción, luego, poco a poco, la vida me fue poniendo delante el mundo de la salud y ahora no hay nada más. Cuando llego al hospital y empiezo mi trabajo, no existe nada en el mundo que no sean los enfermos a los que cuido porque tal vez en mis cuidados esté en juego su vida. Salgo muy cansada pero mi profesión me llena totalmente. Son profesiones con las que creces humanamente y que te obligan a valorar y a saborear lo que tienes, lo cual no tiene precio. En la vida siempre has de coger la parte positiva y a mí me ha dado mucho.

Carme mira el reloj, su móvil ha sonado un par de veces... Su marido la espera para disfrutar juntos de unas horas de asueto en Barcelona.

—Perdona —me dice sonriente—, es un marido estupendo sin el que no hubiera podido estudiar y trabajar con toda la implicación que he querido. De verdad, es un marido maravilloso que se ocupa de toda la casa —de toda— cuando tengo turnos, guardias o fines de semana y él también trabaja. Pero es que hoy ¡es nuestro día de fiesta!

Les vi desaparecer por La Rambla cogidos del brazo, dispuestos a no perderse ni un minuto de aquella mañana radiante que les ofrecía la vida.

2. Toda la ternura del mundo: Oncología infantil

Hay que ser muy resistente para entrar en un hospital de día sin conmoverse profundamente: hombres y mujeres, acompañados o solos, recibiendo quimioterapia, el brazo extendido, rendido pero también esperanzado. El tratamiento es duro; con toda probabilidad pasarán las horas siguientes con dolorosos efectos secundarios. Con frecuencia llevan meses luchando, la quimioterapia es acumulativa, por lo que los efectos son cada vez más duros. Cuando se miran en un espejo, apenas reconocen el que antes eran.

El niño se reconoce siempre: su misma condición indica que está en constante cambio, pero los efectos secundarios son los mismos y ellos resisten con la mirada perpleja porque aquél no era el mundo que conocían y al que, tal vez, no volverán. En este libro que recoge el testimonio de once profesionales de la enfermería, cada relato conmueve y te preguntas quién se atreve a escoger como vida estar tan cerca de la muerte. En este caso, de la posible muerte de un niño.

Anna Negre (Barcelona, 1971) trabaja en el reconocido hospital infantil Sant Joan de Déu, donde, concretamente, es enfermera de la planta de Oncología. En su familia no había ningún antecedente que influyera en su elección: hija de padre ingeniero industrial y de un ama de casa entregada a su familia, su vocación brotó de ella misma. Su «primera experiencia» fue jugando: tenía nueve años cuando una entrañable vecina le regaló un Playmobil con una habitación de hospital, dos enfermeras y un paciente al que acostaba y levantaba cada día. A los trece años, el Playmobil quedaba atrás pero, en un viaje de fin de curso, una compañera de colegio sufrió un ataque de acetona y Anna, junto con otra compañera, se dedicó a cuidarla. Anna cree que entonces empezó a ser consciente de que cuidando se sentía bien. De este sentimiento nació su vocación por ser enfermera.

Al terminar COU, se matriculó en la Escuela de Enfermería de Bellvitge; aprobado el primer curso, empezó a trabajar como auxiliar de clínica en los períodos vacacionales en el Hospital Sant Joan de Déu de Barcelona, que acoge desde neonatos hasta los jóvenes de dieciocho años. En período de prácticas y antes de empezar a trabajar la destinaron al Departamento de Urgencias, donde acudían desde simples catarros a cuadros febriles, pero también sepsis, muertes súbitas… Cuando empezó estas prácticas, Anna tenía dieciocho años; poco después se encerró en su casa día y medio. Se sentía enferma.

—Fue una crisis, no por falta de vocación sino por falta de madurez: se me hizo muy duro ver cada día no solo el sufrimiento del niño, sino también el de los padres. Aun así, jamás pensé: «Esto no es lo mío».

–¿Es consciente el niño de la medida o gravedad de su patología?

–El sufrimiento del niño depende de su etapa evolutiva. Cuando son muy pequeños, les aterra separarse de los padres y quedarse en un medio extraño, desconocido, sin entender el porqué, todo lo cual hace que tengan miedo. Cada uno de ellos sufre de diferente manera y por diferentes motivos.

Anna acabó por acostumbrarse, sobre todo cuando comprendió que los podía ayudar porque tenía herramientas para hacerlo y dice que la posibilidad de auxilio «la enganchó». Aun así, todavía le quedaba un largo camino por recorrer. Pronto se encontró con otro tropiezo: hallándose todavía en prácticas, presenció su primera intervención; fue tal la impresión que se mareó y tuvo que abandonar la sala.

–Era una sencilla biopsia, pero la primera vez que abren, que hurgan y ponen puntos, impresiona.

Nunca más le volvió a pasar. Prueba superada. ¿La definitiva? No, cada día era una prueba. Aún recuerda la llegada de unos padres con su hijo, un lactante que llegó con una muerte súbita. Llevaron a la criatura a reanimación pero no se pudo hacer nada. Era el primer ser muerto que Anna veía, la primera vez que se enfrentaba a la realidad de la muerte.

–Mis padres nunca nos dejaron ni a mi hermana ni a mí ver a ningún familiar muerto. Querían que lo recordáramos como era. Pero te diré que más que la muerte del niño, me impresionó el desasosiego, el desespero de los padres.

Sin embargo, de aquella experiencia, y de todas las que siguieron, Anna recuerda con muchísimo cariño el apoyo de las enfermeras que sabían que estaba estudiando, las cuales, con paciencia y generosidad, compartieron con ella cuanto sabían. Entre éstas destaca a Carla Aguilera, su profesora.

–Cuando empiezas, si alguien te tiende la mano, te guía, te enseña, no lo olvidas nunca. Es imposible porque si acabas la carrera con todo este bagaje, ya has aprendido muchas cosas.

A los veintidós años, tras tres años de estudios de Enfermería, en 1993 se diplomó mientras su vida de mujer continuaba: tenía novio, Lluís, un joven médico con el que coincidió en Urgencias cuando estudiaba. En 1995 se casó y han tenido dos hijos: Lluís y Adrià, de trece y nueve años respectivamente.

–Tener una profesión paralela enriquece nuestra relación porque nuestros vínculos abarcan todos los aspectos, incluido el profesional. Podemos hablar de nuestro día a día; del mundo del hospital y su problemática… No necesito explicarle nada porque él me acepta, me apoya y me entiende. Para él, un turno de noche es parte de mi obligación.

En Urgencias, apenas veía a enfermos oncológicos porque enseguida pasaban a planta o bien acudían al hospital de día, así que nunca pensó que aquél sería su destino. Lo que sí tuvo claro al finalizar la carrera, es que quería continuar con niños y además tuvo la suerte de poder hacerlo en el mismo centro en el que se había formado. Ahí empezó como suplente en Urgencias y en la UCI, donde aprendió a asumir las pérdidas.

–En Urgencias el niño está de paso, por lo que es difícil establecer vínculos; en la UCI te impregnas del desasosiego de las dos partes: el del niño y el de sus padres, los cuales deben ajustarse a un régimen de visitas. Y tú llegas a querer a esos niños, y recuerdas aquel beso que te dio, o de cuando le dabas la papilla… al tiempo que empiezas a crear lazos con la familia, aunque luego desaparezcan de tu vida. Por ejemplo, recuerdo con cariño a una niña afecta de una cardiopatía, que ya había sido intervenida varias veces requiriendo varios ingresos en UCI; desgraciadamente su última intervención se complicó y falleció inevitablemente en la propia UCI. Pese a mi firme propósito de no llorar, me resultó imposible. Me dirigí a los padres invadida por la vergüenza, puesto que no era capaz de contener mi llanto. Recuerdo el cálido abrazo de esos padres y el mensaje de gratitud que me regalaron: «Muchas gracias por querer a nuestra hija». Un cariño real, tangible, que todavía me acompaña y ayuda. El Hospital Sant Joan de Déu fomenta la humanización en los cuidados, así como la participación de los padres en el cuidado de sus hijos, lo cual hace que me sienta cómoda en mi trabajo y orgullosa de pertenecer a esta institución. No tiene sentido sacar a los padres de la habitación cuando vas a poner una vía a su hijo, privarles del privilegio de sostener su mano y susurrarle palabras tranquilizadoras. La separación es muy dolorosa, para los niños, por supuesto, pero para los padres también. Mira, tal vez te parezca una nimiedad pero, en este momento, los padres tienen el teléfono directo con la planta, que no es lo mismo que les conteste una centralita que les vaya pasando a distintas áreas hasta dar con la planta de su hijo. La ansiedad de los padres también merece ayuda y respeto.

En 1996, el hospital convocó plazas y Anna se presentó. Destino: Oncología, probablemente el que nunca hubiera elegido, de forma que se pasó dos meses pensando en la UCI, en regresar en cuanto fuera posible. Pero entonces «se enganchó», pese a que tenía el turno de noche y apenas podía interactuar con los niños ya que dormían. Cuando pasó al turno de día, Anna empezó a disfrutar de ellos. Y a aprender, porque le enseñaron cuán valiosa es la vida.

–Ante la enfermedad, ¿responde igual un niño que un adolescente?

–No, por supuesto. El niño la sobrelleva algo mejor pese a que teme a los pinchazos, a los cambios en su ritmo de vida y, especialmente, a la separación de sus padres, a pesar de que ahora éstos pueden acompañar siempre a sus hijos. El adolescente está en aquel momento en que empieza a desplegar sus alas y a volar solo; la enfermedad lo devuelve a la dependencia familiar y eso lo vive con mucha rabia. Las niñas adolescentes, en concreto, son las que viven peor los cambios físicos, especialmente la caída del cabello, y nuestro equipo, consciente de ello, les da mucho apoyo y las anima a que se cuiden. Les repetimos incesantemente que tienen una cara preciosa que tienen que realzar y, aunque no siempre lo conseguimos, verse con buen aspecto las ayuda.

Para este *impasse* que el niño vive en el hospital, el centro dispone de voluntarios, una escuela, payasos, servicio de librería, reflexoterapia… Otra aportación que Anna valora muchísimo es la puesta en marcha del Programa DIVER-Child Life, creado por Nuria Serrallonga, enfermera psicóloga del Hospital Sant Joan de Déu. Este programa de preparación psicológica y apoyo emocional, tanto para los niños como para sus familiares, reduce la ansiedad de los niños a los que hay que intervenir o aplicar un tratamiento. El programa consiste en explicarle al niño todo lo que le van a hacer utilizando un muñeco de trapo al que le ponen una mascarilla para anestesiarle, le pinchan el brazo para ponerle un suero…

–Al niño le ayuda a entender y, cuando llega el momento para él, lo vive mejor, con menos angustia. Por otra parte, si hay que aplicarle alguna técnica agresiva, intentamos al máximo que no sufra. Para esto está el Programa del Dolor, que, por ejemplo, contempla anestesia en crema tópica para las punciones venosas e intramusculares. Otro factor determinante es el ambiente en el que están los niños enfermos y sus padres. En esta vivencia tan intensa, unos y otros se hacen amigos. Para los padres se ha creado un Programa de Educación Sanitaria que les proporciona herramientas necesarias para sobrellevar la enfermedad de su hijo y los conocimientos para cuidarlo una vez en casa. ¿Sabes?, a mí me gusta enseñar a los padres cómo cuidar de sus hijos porque así participan en todo el proceso y se sienten útiles. Y aprenden desde qué es un port-a-cath y en qué consiste la quimioterapia, hasta a administrarles medicación a través de inyecciones subcutáneas. Es inevitable que en todo este proceso tan intenso se creen vínculos afectivos, también te diría que creo que es imposible tratar a estos pacientes si no estás involucrado también emocionalmente. ¡Son tantos los problemas a los que se enfrentan...! Los tratamientos les provocan vómitos, llagas en la boca, falta de apetito... Y la enfermera tiene que perseverar y ayudarle, como si fuera su ángel de la guarda. Afortunadamente trabajamos con un equipo multidisciplinar que también cuenta con psiquiatras y psicólogos, nutricionistas, cirujanos, ortopedas, cardiólogos, odontólogos, médicos especializados en Gastroenterología, fisioterapeutas, trabajadores sociales, anestesistas... que unen sus fuerzas para hacer la vida de estos niños y sus familias un poco más fácil.

En el hospital pediátrico-infantil Sant Jude de Memphis (Tennessee, EE.UU.), se interesaron por el Programa de

Educación Sanitaria para los padres y Anna fue a ayudarles para implementar este programa a través de la página web, tiempo en el que también hizo un *stage* en el hospital. Para Anna, que permaneció allí un mes con toda su familia, la experiencia resultó un sueño hecho realidad.

–No solo es un hospital que se sostiene con donaciones, y por ello tiene más medios, sino que llegan familias de todo el mundo –sobre todo de Latinoamérica– para que sus hijos reciban protocolos de tratamientos especiales y sin coste alguno. Pero te diré que ahí aprendí dos cosas importantísimas: que el paciente es el centro y que todo debe girar a su alrededor. Y también la generosidad a la hora de compartir los conocimientos: si sabes que algo novedoso puede beneficiar a otros centros y a otros niños para su curación, lo que parece obvio es difundirlo. En España esto nos cuesta. Primero nos aseguramos de que «lleve mi nombre» y nos apresuramos a hacer un *copyright* para que nadie lo plagie. Ésta es una profesión vocacional, no un sueldo ni una medalla.

–En la sociedad actual, hay muchos tipos de familia. ¿Es igual el comportamiento de los padres que viven juntos de los que se han separado?

–No. Para empezar, si viven juntos, el reparto de responsabilidades es muy claro: el niño necesita tanto cuidado e ingresa con tanta frecuencia, o está tanto tiempo ingresado, que necesita siempre un adulto a su lado, un papel que adopta habitualmente la madre, mientras que el padre continúa trabajando. Si la pareja se ha separado, se producen situaciones complicadas: si viene el padre, la madre se aleja… Si hay segundas parejas, aún se complica más… Como parte de la terapia, insistimos en que tienen que llegar a un consenso, evitando las peleas delante de sus hijos, porque ellos ya tienen suficiente. Y, habitualmente, surge efecto. Aunque también te diré que una enfermedad así puede llegar a separar a las parejas, por eso animamos a los padres a que lleven una vida familiar saludable, a que no descuiden su propia vida, ni a sus otros hijos, a que involucren a los hermanos del niño y a otros familiares, y que cualquiera de ellos los sustituya algún día para que ellos continúen teniendo un espacio para su vida de pareja. Si también cumplen con estos deberes, la enfermedad de su hijo no los desunirá, sea cual sea el final.

Los cánceres del niño suelen ser la leucemia, tumores del sistema nervioso central, osteosarcomas, linfomas, sarcomas de Ewing…, todos ellos muy distintos de los de los adultos. En cuanto a la supervivencia, en este momento está entre un 75% y un 80%.

En el porcentaje negativo, está la muerte. ¿La acepta el niño? ¿Piensa en ello?

—Los más pequeños, no, claro. Empiezan a ser algo conscientes a partir de los nueve años y en la adolescencia, ya lo son plenamente. Pero no todos la verbalizan, no sé si porque no se lo plantean, o quizá por miedo. También puede ser que incluso les dé miedo preguntarlo. A los que se atreven, les contestamos que nadie sabe su momento. Que es cierto que con un cáncer hay más probabilidades pero que ni lo sabes ni nadie tiene esta respuesta: ni ellos ni los que no están enfermos. Cuando un tratamiento no funciona, les damos el mensaje de que existen otras alternativas que pondremos en práctica. Si en verdad llega el final, disponemos del equipo de apoyo que hace un magnífico acompañamiento, ya sea en el propio hospital o bien en el domicilio.

—Y tú, ¿cómo vives la muerte de un niño después de haber luchado a su lado tal vez años?

—Por suerte esto no es habitual pero, pese a los esfuerzos, puede que sea inevitable. Para nosotras no solo la curación es un éxito, sino también el camino aunque éste conduzca a la muerte. Por eso no vivo la muerte de un niño como una derrota porque todos hemos peleado, entregado y dado al máximo. Los padres recuerdan agradecidos esa lucha, ese acompañamiento, ese aliento, como si de su segunda familia se tratara y esto para mí también es un éxito. Y te dan las gracias por ello, e incluso nos escriben preciosos *e-mails* donde nos reconfortan y animan a seguir con nuestro trabajo. Transcurrido un tiempo, nos vienen a ver, e incluso comparten con nosotras la alegría del nacimiento de un nuevo hijo porque, de alguna forma, pasamos a formar parte del que perdieron. Y eso es tener una familia inmensa con la que también he compartido momentos alegres y de felicidad inmensa, a pesar del sufrimiento. Hay Navidades compartidas, muchos fines de semana, vivencias maravillosas y un gran aprendizaje: valorar la vida. Tras un bagaje de quince años, no soy capaz de controlar las lágrimas cuando un pequeño nos deja, pero soy capaz de continuar, de sobreponerme porque otros me esperan y todavía hay mucho que hacer. Hay quien dice que tenemos un don, que si nos eligen. La verdad es que la criba se produce de forma natural: la que no puede soportarlo, abandona la unidad. Yo me quedé en Oncología y no me iré jamás. Solo siento que a veces me falta tiempo para hacer todo lo que quisiera hacer por estos niños. Trabajo rodeada de médicos y enfermeras que desbordan humanidad. Para mí es un lujo y un privilegio pertenecer a este equipo. Yo me levanto cada día con ilusión por mi trabajo y pensando: «¡Voy a ver a mis niños!».

3. Nacer, el principio de todo

Mientras avanzo en este texto, comprendo que todas y cada una de las enfermeras a las que he entrevistado se sienten felices con su trabajo. Por ardua que sea la unidad en la que lo desempeñan, no cambiarían ni su profesión ni el lugar. Alguna lo haría para conocer otra área, pero no por trabajar en una unidad más dulce como es Maternidad, en la que presenciaría la maravilla que es asistir un nacimiento, en lugar de cuidar a una persona cuya vida se acaba. ¿Se puede hablar de más o menos vocación en algún caso? No, por supuesto. Ya lo vamos viendo. La enfermera que sigue, es comadrona por vocación «porque no hay nada más conmovedor que el nacimiento de una vida». Sea lo que sea lo que mueve y conmueve a cada una de las enfermeras protagonistas de este libro, todas desempeñan su trabajo desde el sentimiento y se sienten afortunadas por ello.

María José Coll (Barcelona, 1960), hija de artistas plásticos, hizo COU en ciencias. Luego valoró estudiar Medicina pero al final se decidió por la Enfermería. Dice que no recuerda una gran vocación: tenía que optar por algo y ésa fue su elección. Le esperaba un duro aprendizaje y observar el dolor físico y anímico de los pacientes. Pronto se implicó tanto, que se llevaba los casos y los pacientes a casa, algo que se le hizo tan duro como la responsabilidad por la que había optado. Dice que era un problema emocional que no sabía cómo resolver. Ese primer año de carrera, también murió su padre de un cáncer de pulmón, lo que le ocasionó un enorme rechazo, entonces dejó la carrera y estudió un año de Puericultura con niños de Jardín de Infancia con el deber pendiente de superar el trauma de aquella muerte. Y eso hizo: afrontarlo yéndose a pedir trabajo como auxiliar en el hospital en el que había fallecido su padre. Explicó su historia y, al día siguiente, entraba a trabajar en la misma planta en la que él había muerto. Entonces continuó con sus estudios, trabajaba en el turno de noche, hacía las guardias que le correspondían, festivos, Navidades… todo lo que conllevaba su carrera, que prosiguió sin más tropiezos ni dudas. La vocación la sintió en el último curso cuando supo que quería ser comadrona.

—Antes de que continuemos, ¿te puedo preguntar cómo pudiste estudiar dos cursos, hacer prácticas, curas… sin una verdadera vocación? ¿No te impresionaba?

—¿Te refieres a la sangre, por ejemplo?

—Por ejemplo, sí.

—Pues no, siempre pude curar sin miedo ni aprensión alguna. Lo que tuve que aprender es a soportar psicológicamente la visión del sufrimiento en toda su dimensión porque un ser humano no tiene solo una dolencia física, detrás hay un mundo de sentimientos, de familias, de problemas de toda índole... Eso fue lo que tuve que aprender a gestionar. Y lo hice, aunque a veces es imposible no llevarse algún caso a tu casa.

En aquel momento, las plazas de comadrona se obtenían tras pasar por unos exigentes exámenes de acceso, lo que obligó a María José a dejar su trabajo en el hospital para poder acabar la carrera. Había cuarenta plazas y ella sacó la cuarenta y dos. Nuevo tropiezo, porque para entonces María José ya sentía verdadera vocación y sabía exactamente que quería trabajar en Obstetricia. Las últimas prácticas las había hecho en Ginecología-Obstetricia y, pese a que en el primer parto se tuvo que apoyar en la pared para no caer redonda, superado este impacto se entusiasmó.

—No deja de ser curioso que, después de tantas prácticas, justo en un parto y en el último curso, te afectara lo que nunca te había afectado con curas tal vez traumáticas.

—No fue el parto en sí, fueron las circunstancias. Era un parto natural, la madre chillaba mucho y sí, también sangraba. Pero una vez superado, pasé de un estado de desvanecimiento a la conciencia de haber presenciado un nacimiento, uno de los hechos más emocionantes que nadie pueda ver. Todavía ahora, que han transcurrido veinticuatro años, aún me sorprende, sobre todo cuando nacen mellizos, trillizos... Si son monocoriales, ves cosas sorprendentes. Recuerdo un parto por cesárea y el segundo niño, antes de salir, le cogió la mano a su hermano. Si el nacimiento de un solo niño es maravilloso, los partos múltiples son extraordinarios. Te preguntas cómo es posible que se produzca un hecho tan prodigioso.

—En este momento, este prodigio es cada vez más frecuente por la maternidad tardía pese a los riesgos que conlleva.

—Pero las pruebas cada vez son más precisas y se puede detectar muy pronto una malformación.

El caso es que cuando en María José se había despertado una verdadera vocación y la clara determinación de especializarse como comadrona, estaba sin plaza por dos puestos. Tuvo un bajón, pero le duró quince días tras los cuales la llamaron: dos enfermeras habían dejado la especialidad, por lo que podía entrar. Le esperaban doce meses lectivos sin vacaciones con teoría, prácticas y guardias, pero también la esperaba su novio, con quien llevaba seis años de relación. Se casó cogiendo diez días durante los que sus compañeras le cubrieron las guardias; al llegar de la breve luna de miel, tenía que devolver esas guardias, así que la primera noche ya no durmió en su casa. Pese a todas estas dificultades, María José pasó un año apasionante y el hospital pasó a ser su segunda familia. Pronto empezó a asistir sola a los partos; a coser episiotomías y, sobre todo, a vivir la vocación en primera fila con todas las responsabilidades inherentes. Al acabar la especialidad, le ofrecieron sitio en el mismo hospital: el Instituto Universitario Dexeus. Horario: de seis de la mañana hasta las dos de la tarde, incluidos los fines de semana. Y María José era feliz con su trabajo pero su familia no tanto.

—Yo pertenezco a la última generación de comadronas anteriores a 1986 porque, entre 1987 y 1991, a raíz de la incorporación de España en la Comunidad Europea —momento en el que hubo que adecuar la formación de las comadronas de acuerdo con las directrices existentes sobre la formación de matronas en la CEE—, la especialidad dejó de existir y nosotras teníamos mucho trabajo. Era muy duro pero, una vez en el hospital, lo que pasara fuera era secundario. Pero mi marido me pidió que lo dejara y, al final, cedí. De suceder ahora, no te digo que no lo haría, pero me lo pensaría más. En aquel momento, no solo él, sino que todo el entorno familiar me apretaban porque veían incompatible mi trabajo con llevar una vida de pareja.

—De suceder ahora, te hubieras casado más tarde y hubieras tenido hijos también más tarde, y quién sabe si por reproducción asistida.

—Sí, soy producto de una generación. Pero no dejé mi trabajo completamente: empecé a asistir a partos en clínicas privadas con los mismos ginecólogos con los que había trabajado en el hospital, ocupación que compaginaba con la de enfermera de consulta ginecológica. En mi primer embarazo asistí el último parto estando de ocho meses, pero es cierto que luego aflojé mi ritmo de trabajo y tuve otro hijo. De hecho, durante unos años, solo fui enfermera de consulta y madre. Transcurridos unos años, necesitaba vitalmente volver a ejercer de comadrona, para lo que necesitaba un tiempo de reciclaje y lo hice haciendo guardias de noche, sin dejar mi trabajo en la consulta. Me cogieron inmediatamente. Los años en los que desapareció la especialidad hicieron que hubiera pocas comadronas. Afortunadamente ahora no solo vuelve a existir sino que es una especialización exigente: tres años de Enfermería y presentarse al examen EIR para poder cursar la especialidad de dos años de duración, con la que se obtiene la titulación de Comadrona.

–¿Todo bien en casa con el doble trabajo?

–Apenas duró porque, tras la tercera guardia, me ofrecieron ser jefa del Servicio de Comadronas y dejé la consulta. Fue una época intensa y muy interesante: mi despacho estaba integrado en Obstetricia; por primera vez, en la misma sala y cama la madre hacía la dilatación y el parto, y ya no se separaba de su hijo porque, cuando subía a la habitación, lo hacía con él, piel a piel. Es un momento precioso porque el sitio natural de un recién nacido es sobre el cuerpo de su madre. Aunque es cierto que no todas las madres son iguales y las hay que no desean este contacto inmediato y tú debes adaptarte porque el apoyo emocional de la comadrona es importante y, como jefe del servicio, debía vigilar todos los aspectos del parto. Pero no creas que solo era mera observadora; si no había comadrona y se presentaba un parto, lo asistía yo. Pero te diré más: estuviera o no la comadrona, al estar mi despacho integrado en la sala de partos, ante la menor contingencia, podía acudir inmediatamente. Recuerdo una vez que llegó una señora con la cabeza coronando y el líquido amniótico muy patológico; entonces realicé el parto yo sola con la preocupación de que aquel niño saliera sano y respirara. Y salió un niño con un color precioso. Cuando la madre me preguntó por su hijo le dije que no se preocupara, que el niño estaba muy bien. Tapé al niño, lo puse en la cuna térmica y, mientras yo le hacía la episiotomía a la madre, el siguiente turno de comadrona se ofreció para lavarlo y vestirlo, y entonces descubrió que le faltaban dos dedos de una mano. No sabes cómo me desmonté, yo misma le acababa de decir que estaba bien; lloré sin consuelo no sé cuánto rato y no es lo peor que he visto.

—Sin embargo voy comprobando que un aprendizaje imprescindible es no involucraros emocionalmente.

—Claro, pero te acostumbras y cuando sales del hospital vuelves a tu vida, aunque no siempre es posible. Por ejemplo, un día llegó otra señora de parto y, cuando la ausculto, no detecto ningún latido. El niño había muerto en el útero. Entonces fui a buscar al médico, se hicieron todas las pruebas y su ginecólogo se lo dijo. Tuve que hacer la dilatación y expulsión de un ser muerto y ahí el apoyo psicológico de la comadrona es fundamental. Tuve mucha empatía con toda la familia, que también necesitaba apoyo. Al cabo de dos años, cuando llegué a trabajar me dijeron que me esperaba una amiga. Era esa señora que venía de parto y me pidió que la atendiera. También la asistí en el siguiente y luego aún tuvo un tercer hijo. Ahora somos amigas y los lazos se crearon en aquel parto fallido. Son casos que aún me emociona recordarlos.

—Lástima que no siempre puedas ver qué fue del futuro.

—A veces sí. Otro caso fue un bebé prematuro; solo pesaba 800 g y tuvo que estar mucho tiempo ingresado en neonatos, lo que propició que tuviéramos mucho contacto también con la madre. Cuando alfinal se pudieron ir a su casa, tú te quedas pensando cómo irá saliendo adelante esa criatura. Diez años más tarde, en un club deportivo me encontré a la madre y le pregunté por su hijo. Cuando lo vi me emocioné: era un chico fuerte y deportista.

Hasta hace apenas diez años, las madres primerizas tenían entre los veinticinco y los treinta años. Ahora, con frecuencia, o bien son adolescentes o han pasado largamente los treinta años. ¿Se comporta igual la parturienta joven que la mujer adulta? ¿Aquéllas llegan a los hospitales solas o acompañadas? ¿Querían ser madres o no llegaron a tiempo de interrumpir el embarazo? Etcétera.

—No se comportan igual: las adolescentes necesitan paciencia porque se descontrolan con facilidad; no están preparadas y la familia tampoco suele llevarlo bien. Unas llegan con su madre, otras con su pareja… depende. Antes, incluso, había adolescentes que abandonaban al bebé en las clínicas. El aborto hace que cada vez lleguen menos embarazos no deseados, obviamente.

—Debe ser difícil para una comadrona asumir un aborto.

—Yo no soy contraria al aborto terapéutico pero, a excepción de cuando hay una malformación o problema para la madre, como vivencia personal, no se la deseo a nadie. Y no te lo digo como comadrona sino como mujer. Mira, en mi primer embarazo me hice una amniocentesis y entonces tardaban un mes en darte el resultado y tú sientes que el ser ya se mueve, que lo quieres, que eres su madre y se te plantean todas las dudas. Es una decisión difícil y delicada. Pienso que, si lo haces, lo recuerdas toda la vida y no por una cuestión de moral.

—Sin duda, pero puedo entender que una adolescente no se atreva a ser madre, lo cual no la invalida para serlo en el futuro.

—Por supuesto. También recuerdo a una primeriza con una dilatación muy rápida (el comportamiento de una primeriza es muy distinto de una secundípara). Era una chica de unos veintitantos años que llegó con su pareja y en un momento en que su marido salió, nos confesó que había tenido un hijo antes.

—En el otro extremo está la mujer que primero ha llevado a cabo su vida profesional y que es una madre tardía.

—Y las que se han vuelto a casar y tienen otra tanda de hijos. Una vino acompañada de una hija de veinte años porque su marido no estaba; y tú te preguntas cómo vivió la hija ese parto.

—Es un factor a tener en cuenta, sí. Personalmente me preocupa más observar que la mujer tiene hijos cada vez más tarde.

—Hay más riesgos, qué duda cabe. Y tampoco se pueden confiar si antes han tenidos hijos sin problemas. Hubo una señora que se quedó en estado por cuarta vez a los cuarenta y cinco años, y no se hizo una amniocentesis. Antes había tenido tres chicos y deseaba tener una niña y la tuvo con Síndrome de Down. Pero te diré que es la madre más preparada que he visto porque, desde que lo supo en las pruebas prenatales, se informó al máximo de todas las posibilidades que tendría aquella niña.

—¿Y el hombre? ¿Cómo se comporta un padre en estos casos?

—Depende. El que lo ha sabido previamente por un diagnóstico precoz, lo acepta mejor porque está más preparado. Es más, no recuerdo ningún rechazo. En el caso del que no se lo esperaba, ves que la madre tiene un sentimiento de culpa y su marido primero la consuela, pero no tardas en comprobar que le cuesta aceptarlo.

—Hablemos de cuando no hay ningún problema y el parto se desarrolla con normalidad. ¿Cuál suele ser la conducta del padre?

—He detectado tres tipos de padre: el sufridor nato que sufre incluso más que la madre a la que puede llegar a agobiar; el que la sobreprotege, y el aprensivo, el que se queda por obligación. Pero deja que te cuente el padre más conmovedor que he visto: estaba gravemente enfermo, ingresado con una leucemia terminal y lo trajeron en silla de ruedas para que presenciara el nacimiento de su hijo. O el de una señora de cincuenta y pocos años, también con un cáncer terminal, que resistió hasta conocer a su primer nieto. Pienso que no hay mayor alegría que el nacimiento y lo es incluso en el contexto de un drama como estos dos casos que te he explicado.

Los padres ahora se involucran más en este rol. Tal vez no cooperen en las tareas del hogar, pero hay toda una nueva generación más dispuesta a ayudar a la madre en los quehaceres de sus hijos.

—Ha habido una evolución: el padre de antes que veía a su hijo duchado y arreglado, y el de ahora, que acompaña a su mujer a la sala de partos y que también coge la baja por maternidad.

—Está bien que se involucren más, pero con frecuencia observo una actitud que, personalmente, me parece desmesurada. Supongo que corresponde al perfil sobreprotector que antes mencionabas.

—Sí, es el padre que te dice: «Venimos porque tenemos contracciones» o «Hemos roto aguas». Y que le dan lecciones a sus mujeres. Menos dar el pecho, participan hasta suplantar a la madre. Son padres que crían niños sobreprotegidos que no sé cómo saldrán. Ésa sería otra entrevista. Pero puedo apuntarte que no solo la sociedad ha hecho que el padre ejerza de padre desde el nacimiento ayudando a la madre, sino que hay madres a quienes les conviene exagerar todos los trastornos que les ocasionará el embarazo y parto para involucrar –¿culpar?– al marido.

–¿Con qué fin?

–Para que las mimen, por decirlo de alguna manera. Recuerdo a una paciente que estaba en la sala de dilatación acompañada de su marido y que chillaba y se quejaba tanto que decidimos reforzar la anestesia epidural. A punto de hacerlo, su marido salió un momento y ella dejó de chillar. Le preguntamos entonces qué sucedía y nos dijo que chillaba porque quería que su marido le regalara unos pendientes de brillantes.

Iniciado el siglo XXI, no siempre hay padre y madre; puede haber dos madres, dos padres o solo la madre. Son las nuevas formas de familia. Veamos qué tal es el comportamiento en la sala de partos.

–Por el momento, solo he asistido a madres lesbianas o a madres solteras. En el primer caso, por supuesto una de las dos se ha hecho inseminación artificial y su pareja la ayuda y apoya. Todo transcurre con la máxima normalidad, aunque yo no puedo dejar de pensar cómo han decidido cuál de las dos parirá; por qué una y no la otra. En cuanto a la madre soltera, en este momento, suele ser una mujer cuya decisión ha sido muy premeditada; que ha querido ser madre porque es el hecho más importante de toda mujer. Con todo lo que te he ido explicando, con toda la pasión que aún siento por mi trabajo, no habrá nada que supere el nacimiento de mis hijos. La madre soltera, la madre lesbiana… será madre antes que nada. Y las nuevas parejas, todas, mixtas o no, comparten muy bien el nacimiento.

Hace unos meses, María José Coll fue nombrada jefa del Área de Enfermería de Obstetricia y Ginecología, lo que la ha apartado de la sala de partos. ¿Para siempre?

—Cuando vives algo tan intensamente como he hecho con mi profesión de comadrona, siempre está ahí y no descarto volver a ejercer. Me gusta el contacto humano porque puedes influir positivamente, aunque sea para aguantar un momento difícil, lo que es una gran satisfacción. Pero no hace falta que sean dramas: aún me emociona cada parto y a veces solo se trata de pequeños detalles. Son pacientes a los que tal vez solo verás unas horas pero tan intensas que te llegan al alma.

—Aún te quedan unos años de ejercicio, ¿cómo los quieres vivir?

—Como lo he hecho hasta ahora: sin mirar el reloj y viendo nacer una vida.

4. En Urgencias

No todas las enfermeras han tenido muy clara su profesión; no en todas se manifestó una vocación temprana. Cada cual por sus razones, escogieron ser enfermeras y sin embargo ahora ni se cuestionan ni desean otra vida. Es el caso de Aroa López, nacida en Barcelona en 1979 y que trabaja nada menos que en Urgencias de noche en un inmenso hospital.

Al acabar COU, Aroa, más dotada para las letras que para las ciencias, dudaba qué estudiar. Tanto que dudó durante un año, teniendo como única premisa seguir formándose en una universidad y dedicarse a la salud porque creía que le podía aportar más que cualquier otra carrera. Finalmente sus dudas se centraron entre estudiar Odontología y Enfermería, pero finalmente se decidió por Enfermería, que le abría varias posibilidades. Y si hay un equipo multidisciplinar, justamente es Urgencias, en el que Aroa dice disfrutar con lo que hace.

Con treinta y un años, Aroa, que tiene un aspecto aún más joven de lo que es, transmite seguridad, carácter decidido, resistencia y también capacidad de análisis. Esta capacidad fue la que le permitió concluir, ya en primer curso de carrera, tres factores claros y determinantes para la ejecución de su trabajo:

- La enfermera no solo realiza técnicas.
- La enfermera es mucho más que la mano ejecutora del tratamiento médico.
- La enfermera tiene que adaptar su vida personal a su vida profesional.

–Tener claro estos tres fundamentos en el primer curso, ya es avanzar mucho.

–Sí, porque me sorprendió gratamente encontrar una realidad muy diferente a la que imaginaba: descubrí que ser enfermera era mucho más que ser la compañera del médico porque tiene su propia parcela. Aunque sea el médico quien ha pautado el tratamiento, el camino de la enfermera al lado de la persona –no me gusta hablar de «paciente», antes es persona– es muy largo y, con frecuencia, muy estrecho. Y más: la enfermera hace mucho por la prevención y promoción de la salud. Y acompaña a la persona desde que nace hasta que muere actuando incluso cuando está sana.

–Hablemos un momento de tu vida personal.

–A los diecisiete años conocí al que desde hace tres años es mi marido, ingeniero industrial electrónico. Trece años de relación que me aportan estabilidad, sobre todo porque mi pareja siempre me ha apoyado, incluso cuando tengo que trabajar en Navidad. Supongo que ve que me lo paso bien trabajando y porque respeta mi trabajo. Aún no tenemos hijos. Ya llegará el momento.

–¿Cómo fueron tus primeras prácticas? ¿Te impresionó la primera cura?

–Ahí tomé contacto con la realidad y te das cuenta de la enorme responsabilidad que asumes. No me impresionaban las heridas, sino comprender que las personas confían en ti. Recuerdo a una chica de unos treinta años que se cayó a la vía del metro y perdió una pierna. Ni sabía exactamente cómo sucedió, solo sintió como si la empujaran; en cualquier caso no se tiró expresamente. Y lo que a mí me impresionó, no fue su pierna cortada, ésa era una herida que yo podía aguantar sin problemas, lo que me sobrecogió fue el componente psicológico porque me di cuenta de que hay enfermedades o traumas, como es éste, que causan otro tipo de sufrimiento en el yo más profundo. El tiempo que permaneció ingresada, que fue largo, tal vez un mes, también tuvo apoyo psicológico, pero cuando yo le hacía la cura, ella se abría y me explicaba lo que sentía, que era mucho más que el dolor de la herida: era una vida que cambió en un instante y éste era un cambio al que tenía que adaptarse. Era imposible no sentir empatía por ella. La responsabilidad de la enfermera hacia la persona es enorme porque es la que más sabe de la persona que está a su cuidado y, cuando llega el médico, también es la enfermera la que le explica lo que le ha pasado durante todo el día; y la que conoce a su familia y sus circunstancias.

A los veintidós años, Aroa acabó sus estudios y dejó su currículo «en todas partes». Lo importante era empezar a trabajar, fuera cual fuera el área hospitalaria. Así llegó a una residencia geriátrica para hacer una suplencia en verano. Al final, suplencia tras suplencia, se quedó dos años. Ya he explicado en la introducción de Aroa que es decidida y segura, pero es más difícil explicar por qué Aroa define trabajar en una residencia como «ir a trabajar a casa del enfermo».

–Bueno, ¿y qué es sino la residencia para un anciano? Allí vive, tiene su cuarto, sus cosas, va a visitarlo su familia…

–Tampoco son exactamente enfermos.

–Salvo alguno que padecía enfermedades como Alzheimer, Parkinson…, pues obviamente no son enfermos, pero la mayoría, por la propia edad, son pluripatológicos: tienen diabetes, artrosis, insuficiencias cardíacas, úlceras, con frecuencia sufren fracturas… Disfruté mucho porque las actuaciones estaban bien protocolizadas y definidas, y porque el peso de la enfermera va mucho más allá de lo que son las técnicas: gestiona recursos materiales y humanos; y organiza y planifica su tiempo en un equipo multidisciplinar.

–Estoy segura de que los cuidaste muy bien. Pero el anciano, ¿está bien en una residencia? ¿No echa de menos su casa?

–El bienestar de los ancianos depende del porqué llegó allí. Para unos es un alivio: son los que han dejado sus casas cuando éstas empezaban a ser una carga excesiva. El anciano que va a la fuerza, lo sufre más y se adapta peor. También influye, obviamente, la frecuencia con la que los visitan sus hijos u otros familiares. Hay personas, muchas, que están muy solas, pues nosotras también estamos para hacerles la vida agradable y acaban por ser casi tu familia: los ves cada día y su debilidad y dependencia hacia ti está llena de ternura.

Transcurridos dos años, Aroa tenía la sensación de que había tocado techo. No se trataba de que no hubiera podido continuar aprendiendo en la misma residencia, pero sentía que debía crecer y que, para ello, era preciso cambiar de centro y también de área profesional. Recuerda que dejó con pena a esas personas para las que ella era también su familia, pero era joven y quería probar otras cosas, aunque comprende que otras enfermeras desarrollen toda su carrera en esta especialidad.

—El siguiente destino, ¿ya fue Urgencias?
—No. El siguiente paso fue inscribirme en la bolsa de trabajo de un gran hospital de tercer nivel; poco después me llamaron para hacer suplencias de Cirugía en verano y me arriesgué por dos motivos: porque en los meses intermedios, entre el geriátrico y esta oferta, hice suplencias en varios centros y unidades sin poder establecer vínculos, y porque me faltaba la estabilidad que proporciona trabajar en un solo centro, así como seguir aprendiendo, en este

caso como enfermera de planta, donde puedes seguir todo el proceso del paciente ingresado. Dicho esto, nada más llegar me pregunté a mí misma dónde me estaba metiendo porque oí a una enfermera decirle a la supervisora «espero que ésta se quede y que no haga como las otras dos y se vaya a los dos días». Pronto entendí que lo decía porque la carga de la propia unidad era inmensa. Pero enseguida me gustó pese a que el primer ejercicio fue reciclarme, algo en lo que, afortunadamente, el resto del equipo me apoyó mucho. Pese a este apoyo, fue un principio muy complejo porque tuve que aprender muchas cosas en poco tiempo y asumir mis responsabilidades con la máxima prudencia que, aunque es un talante que tengo implícito en mi naturaleza, en mi cometido es básico: si no sabes, preguntas. La improvisación no cabe; trabajas con personas. Y a mí, personalmente, siempre me impresiona más la persona que la herida. Mira, recuerdo a una señora de unos cuarenta y tantos años a la que diagnosticaron un cáncer de estómago. Era una mujer encantadora y me agradecía tanto mis cuidados que yo me preguntaba: «¿Qué le puedo aportar yo que soy la inexperta de la planta?», hasta que acabas comprendiendo que es el trato que le das, más allá del cuidado como enfermera. Y te lo digo pese a que no quiero parecer pedante, que sé que lo puede parecer. El caso es que la llevé durante el mes que estuvo ingresada; y conocí a su hija, que se llamaba como yo; y a toda la familia, mientras yo no podía dejar de pensar que su vida iba a cambiar. Todo ello es lo que hace imposible no implicarse.

–¿Se puede trabajar bien estando implicada emocionalmente?

–Se puede si pones barreras, porque de lo contrario acabarías llorando por los rincones. Pero estas barreras no deben impedir que pierdas ni un ápice de humanidad, de lo contrario no se puede ser buena enfermera. Cuando esta señora de la que te he hablado se fue, nos hizo un regalo a cada una de las cuatro enfermeras que la habíamos atendido en cada turno: era un cuadro hecho por su hija, un osito vestido de enfermera. Y debajo había bordado «Gracias Aroa». No sabes cómo compensa sentir la gratitud de la persona a la que has cuidado. Pero en esa planta aprendí también algo tan importante como es espabilarse. Más la experiencia adquirida. Esta planta me enganchó mucho, pero mi contrato se acababa y cuando ya empezaba una nueva búsqueda, me llamaron del mismo hospital ofreciéndome un contrato a tiempo parcial: fines de semana en Urgencias ambulatorias, que son las leves. Y lo acepté porque era un nuevo reto. Un reto en el que, además, el contacto con el paciente duraba apenas unas horas. Empecé con el temor de no dar la talla, pero el equipo estaba formado por gente joven estupenda que me enseñó otras cosas, muchísimas. Fue tan intenso y tan cómplices los lazos que establecí con ese equipo, que muchas de ellas todavía son mis mejores amigas.

–Hablemos del departamento, del que me has anticipado que eran Urgencias leves. ¿Qué es lo que más te impactó?

–Impactarme nada, lo que me sorprendió es la mala utilización del ciudadano ante los servicios de un hospital, porque hay muchísimas cosas que se pueden solucionar en Centros de Asistencia Primaria. Aun así, cada día aprendía algo nuevo y al final me quedé dos años, tiempo que también aproveché para hacer cursos que subieran mi nivel de conocimiento para acceder al nivel 2 de Urgencias, que son las graves.

–¿Qué tipo de enfermo llega allí y quién decide si debe ir al nivel 1 o 2?

–Hay un control médico en la entrada de Urgencias, ahí criban el nivel. Hablamos de un departamento al que llegan enfermos que han tenido un infarto; o un paciente oncológico que presenta un estado febril o cualquier otra consecuencia derivada de los tratamientos. Lo interesante de Urgencias nivel 2, es que ves prácticamente todas las especialidades: Cirugía, Neurocirugía, Neurología, Oncología, Hematología, Nefrología... Son Urgencias en las que solo están excluidos los grandes accidentes –que pasan a Traumatología–, y Materno-Infantil, que dirigen al departamento correspondiente.

–Desde que hemos empezado esta entrevista, no has dejado de mencionar la importancia del contacto humano con la persona. En Urgencias, son personas de paso. ¿Cómo gestionas este factor tal vez en unas pocas horas?

–Es cierto que pierdes la continuidad que te da el día a día con el paciente y su evolución, pero no pierdes el contacto humano, lo desarrollas de otra manera: estás obligada a recordar que tal vez esta persona dos horas antes estaba bien en su casa, cenando o hablando con su mujer e hijos y que, de pronto, se encuentra estirado en la camilla de un hospital, en camisón y angustiado. Sin olvidar que posiblemente su familia estará tan angustiada o más, entre otras razones porque tal vez tardarán horas en tener los resultados de las pruebas prescritas. Pues, durante todo ese rato, tienes que conseguir que no pierda su intimidad, lo que también implica su dignidad. Piensa que el paciente muchas veces cree que va a salir de Urgencias con un diagnóstico y un tratamiento a seguir cuando muchas veces lo único que podemos hacer es estabilizarlo, sea para luego coordinar su ingreso o para que se le cite a visita. La enfermera de Urgencias es el nexo de unión entre todos los profesionales que atienden a este paciente.

La sociedad ha cambiado: hay muchas personas que viven solas. Para las más jóvenes, por supuesto, es una opción escogida, pero ¿qué sucede si inesperadamente se encuentran mal y tienen que ingresar en Urgencias?

—No son los jóvenes los que llegan solos, son los más ancianos y con frecuencia es para no molestar a sus hijos. Según la situación en la que esté el paciente, avisamos a la familia y enseguida ves a quién le abruma la situación. Pese a todo, la mujer es más cuidadora, pero hay de todo.

—Llegan dos ambulancias al mismo tiempo, ¿qué haces?

—O diez, puede suceder. Es un servicio duro que te encanta o detestas porque hay mucha presión asistencial. No es un servicio planificable, por lo que es difícil gestionar aunque tengas dispuestas las previsiones básicas. Puedes tener al mismo tiempo una persona con un paro cardíaco, o con una hemorragia cerebral, o que se trate de alguien que tiene que entrar directamente en un quirófano de Urgencias... Todo ello requiere un equipo de profesionales templados, seguros, que estén preparados para correr pero que sean tan rápidos como tranquilos. Y ser empático, porque estás ante un paciente que tal vez ni sepa lo que tiene ni lo que le vas a hacer, si a esto le sumas la llegada de una persona con algún tipo de adicción que altera su conducta y/o consciencia, la celeridad con la que has de actuar para poder estabilizarlo es primordial, lo que aumenta la presión en la actuación del equipo de Urgencias. Además pueden estar muy agresivos, por lo que el primer problema con el que nos encontramos es que sea muy difícil hacer la historia, entre otras cosas porque los que vienen por adicciones suelen venir solos o con alguien que hace lo mismo; es muy raro que lo acompañe un familiar, simplemente porque el chico ya no vive con ellos y tal vez ni sepan lo que toma su hijo.

—¿Es frecuente que una persona joven muera en Urgencias?

—No, no es lo habitual. Por ejemplo, las hemorragias de los jóvenes pueden y suelen empeorar en minutos;

también hay muchas patologías que se deben a malformaciones congénitas; o enfermedades agudas que desestabilizan al paciente... Pero este tipo de enfermo viene con su familia, aunque él tal vez ni se da cuenta; entonces es muy duro porque tienes que saber gestionar este tipo de situación e intentar sobrellevarlo bien porque éste es tu trabajo. Es más fácil, por grave que esté la persona, si ésta te transmite su esperanza, su ilusión, porque lo que también te transmite es tranquilidad. Jóvenes con cáncer, leucemia... Pero, si lo pasa mal, su familia también y el punto de apoyo psicológico de la enfermera es vital porque en Urgencias no hay psicólogos y nos encontramos con crisis de ansiedad porque las malas noticias son frecuentes. Saber gestionar el sufrimiento forma parte de tu profesión, pero has de saber involucrarte sin que te afecte de manera negativa, porque si el paciente muere, has de auxiliar a la familia en todo lo que puedas. En Urgencias te das cuenta de que la vida son dos días.

–¿Te impresiona la muerte?

–Impresiona la primera persona que muere en la práctica de tu ejercicio. Mi primer muerto fue cuando trabajaba en la residencia: una anciana que estaba muy deteriorada. Pero obviamente te impresiona más cuando es gente joven.

–Tras varios cambios, entre el nivel 1 y 2 de Urgencias, llevas siete años en este servicio...

–De momento, estoy donde me gusta estar y no quiero cambiar. Lo bueno es que conoces un poco de todo y lo malo es que mucho de nada. Y lo más importante es que la enfermera de Urgencias es el pilar del servicio, la que tiene la visión de todo lo que está pasando y la que une a todos los profesionales. Ésta es una unidad en la que he adquirido mucha experiencia, aunque para mí es tan importante la experiencia como la formación continuada; esforzarse en saber más para poder dar una mejor atención. Procurar a la persona los cuidados que a ti te gustaría que te dieran hasta el último momento de tu vida.

Esta joven es fuerte y decidida, pensé al despedirnos. Al pasar este texto, sentí no haber abrazado a Aroa con la misma intensidad con la que ella entrega su vida.

5. No te preocupes, no estás solo: residencias geriátricas

Envejecer no es fácil pese a que encuentras personas que han llegado al último tramo de la mejor forma posible. Son personas que tienen suficientes recursos para mantener su independencia económica; el cuerpo, aunque con algún achaque, aún no les ha infligido grandes castigos; personas entrañables que han aceptado su vida y que, aunque nadie quiera escuchar sus recuerdos, nada les puede quitar soñar con ellos. Los hay que mantienen un intelecto vital y activo. Entre éstos, los hay que siempre han vivido solos y también los que han vivido siempre con la misma pareja. La piel, la piel ha perdido tersura y no siempre pueden controlar su cuerpo. Pero los que tienen todo lo anterior, o una parte, pueden afrontar la vejez de la mejor forma posible y tal vez en sus casas. Para aquellos que cuentan con pocos recursos, que nunca tuvieron hijos o que si los tienen andan lejos o muy ocupados, o que su pareja murió... la vejez es dura, mucho más dura. Si además enferma de forma que ya no puede valerse por sí mismo, con toda probabilidad acabará sus días en una residencia. No es el peor destino, ahí lo cuidarán hasta el último día.

Cuidar ancianos fue la elección de Sílvia Graell (Manresa, 1977), quien sin embargo, cuando llegó el momento de «qué quiero ser», nunca pensó que ésta sería su opción. Es más, Sílvia llegó a Enfermería casi por casualidad tras estudiar tres cursos de Odontología porque lo único que había tenido claro es que quería trabajar en el ámbito sanitario. Y así, ya en tercero, suspendió un examen, lo que la llevó a pasar por una crisis tal que dejó de estudiar y anunció a su familia —y a su novio odontólogo— que ya no pensaba reemprender ni esta carrera ni ninguna otra. Entonces pasó los tres meses de verano trabajando en todo lo que fue encontrando. La familia y su novio nunca dejaron de decirle que volviera a estudiar y fue entonces cuando se decidió por Enfermería, carrera en la que además le convalidaron varias asignaturas de Odontología y donde encontró su lugar profesional.

—¿Ya no más tropiezos?

—No creas, el primer día de prácticas me pinché con un bolígrafo de insulina con un paciente que tenía hepatitis C y me dio otro bajón. Llegué a pensar que estaba destinada a fregar platos.

—Mujer…

—Pero esta vez lo superé. Es más, me reafirmó y nunca más he vuelto a dudar, ni a temblar ante ninguna cura, ni en el quirófano, pese a que en la primera operación que presencié, que fue una intervención maxilofacial cuando estudiaba Odontología, me desmayé. Queda claro que aquél no era mi camino porque, en cambio, la primera vez que entré en un quirófano en prácticas de Enfermería, era una operación abdominal de gran importancia y pude presenciarla sin ningún problema.

Sílvia hizo las primeras prácticas en un centro privado que tenía tres unidades: Urgencias, Socio Sanitario y Materno-Infantil. Poco después, el centro le ofrecía colaborar como auxiliar y Sílvia hizo toda la carrera compatibilizando estudios y trabajo. Al día siguiente de diplomarse, la misma clínica le daba trabajo ya como enfermera.

—Fue interesante porque podía trabajar en las tres áreas, pero a mí lo que me gustaba era la Unidad de Socio Sanitario. Aunque haya más volumen de trabajo puedes trabajar con más medios y responsabilidad. Son personas de larga estancia y esto te permite planificar y hasta crear un programa personalizado.

—¿No es más amable Maternidad?

—Para mí, no. Como era un centro privado, lo que había eran madres «mega pijas» que te llamaban por tonterías y ni siquiera agradecían nada. No sentía en absoluto estar ayudando y a mí me gusta cuidar de verdad, sentir que me necesitan y que les aporto algo. A una persona mayor, un solo gesto le cambia el día y te lo agradece.

—Entonces, ¿te fuiste de ese centro para no estar en Maternidad?

—No, me fui porque una empresa privada de Atención Domiciliaria, que atendía a personas mayores o con grandes discapacidades, me ofreció trabajo y contrato, lo que me aportaba la ventaja de trabajar con personas mayores, como quería, y tener una seguridad laboral después de haber trabajado sin contrato, con altas y bajas diarias, aunque fueran cincuenta días seguidos. Ahora esto ya no se puede hacer, un logro que le debemos al Colegio de Enfermería.

Su paso por la empresa privada, impulsó a Sílvia a estudiar un posgrado de Gestión.

—Me di cuenta de que para hacer las cosas como crees que debes hacerlas, tienes que aprender a gestionar, que es lo que hago ahora que soy directora de una Residencia Asistida de la provincia de Barcelona. Un trabajo que equivale a lo que hace una supervisora de planta y que me ofrecieron cuando llevaba dos años en la empresa. Y me siento bien cuidando y responsabilizándome de los 73 ancianos que viven en la residencia.

En cada entrevista de este libro, no he podido evitar ponerme en el lugar del enfermo. E imaginar cómo me sentiría cuidado por una u otra persona. En este caso, la reflexión es obvia: ¿me gustaría acabar mis días en una residencia? Y la respuesta es no. Pero, tal vez, la respuesta sea no porque puedo imaginarme anciana pero no desprenderme de aquellas cosas que habré escogido para el último tramo de mi vida y tampoco me imagino renunciando a caminar; a caminar descalza por la arena. Y es que no conozco a ningún ser humano, tenga la edad que tenga, cuya cabeza no siga teniendo sueños y deseos adolescentes. Sin embargo, admito, las residencias existen por algo. Tal vez por el ingente número de ancianos que viven solos.

–La sociedad ahora funciona así –dice Sílvia–, porque han dejado de estar con la familia y lo peor no es que vivan solos, sino que se sientan solos.

–¿Cómo llega un anciano a la residencia? ¿Es decisión suya, de sus hijos, de quién? Aunque mejor antes me dices a partir de qué edad pueden ingresar.

–A partir de los sesenta y cinco años, siempre que tengan un grado de dependencia 2 y 3 (personas con Alzheimer, Parkinson, trastornos cardiovasculares, diabetes…). Son personas que precisan un tipo de atención que un familiar no les puede dar; además, por ejemplo en la diabetes, cuanto mayor es la persona más se descompensa. La diabetes es una enfermedad que a medio plazo va asociada a otras enfermedades. Pero también puedes encontrarte con otros trastornos, como es el síndrome de Diógenes, un trastorno de conducta que se compensa con neurolíticos. En la residencia hay una señora de sesenta y siete años que lo padece y, pese a que está medicada, tenemos que vigilar su cuarto. En éste y en casi todos los ingresados, hay una necesidad de atención que solo la residencia le puede dar. El mero hecho de estar en una silla de ruedas, ya indica un alto nivel de dependencia y, de los setenta y tres ingresados, hay cincuenta en este estado. Pero son personas mayores, entre los setenta y cinco y los ochenta años, porque la media ahora es ochenta años. Pero, en cambio, te diré que ahora se detecta Alzheimer en personas más jóvenes. Hablo de cincuenta y tantos.

—Salvo en estos casos que necesitan de una constante atención, no me has dicho quién toma la decisión. Porque también hay personas ingresadas que no están propiamente enfermas.

—Te lo diré al revés: a excepción de aquellos que tienen una demencia muy avanzada, en cuyo caso un familiar de primer grado firma un contrato por el que se compromete a responsabilizarse de la persona, el resto tiene que firmar que está de acuerdo. Lo cual no quiere decir que lo haga con gusto, muchas veces lo hace para no molestar a los hijos. Mira, hay dos tipos de ancianos: el que disimula lo que sea para no importunar a su familia, por más que se sienta solo, y el que magnifica cualquier dolencia para que lo visiten. Y lo consigue.

—¿Se adaptan con facilidad a vivir lejos de lo que fue su casa?

—No, hay un período de adaptación que es duro. Entonces nuestro trabajo es hacerles entender que aquí estarán mejor atendidos y todos nosotros acabamos por ser su familia y la residencia, su casa. Además, su día a día es placentero y, si la salud no se lo impide, también pueden salir y entrar. Lo cual no impide que cuando la familia se los lleva a pasar el día fuera, volver se les haga muy difícil. Pero éste es un problema sin solución. Es la sociedad actual. Aunque te suene paradójico que lo diga yo, es mejor si ya padecen algo de demencia porque ya están algo desconectados. Peor es cuando se dan cuenta. Entonces se puede dar que se pasen el día llorando por diversas causas, entre las que también está la depresión endógena y, por supuesto, la adaptación al centro. En este último caso, en dos o tres meses, deja de llorar y, en general, la adaptación es buena.

Según un estudio elaborado en 2010 por el IMSERSO (Instituto de Mayores y Servicios Sociales), en España viven 7.276.620 personas mayores de sesenta y cinco años. Un 22% viven solos, es decir, uno de cada cuatro mayores. En el informe anual elaborado por el IMSERSO, explica que «el crecimiento medio anual de la población de edad ha sido siempre superior al del conjunto de la población», es decir, que, en la franja de edad superior a los sesenta y cinco años, la población crece mucho más que en la de los niños.

Según este estudio, «los octogenarios son prácticamente un descubrimiento del último cuarto de siglo», y en los próximos veinte años se prevé que el grupo de ochenta y cinco años en adelante crezca un 80%, de forma que en España están «envejeciendo los ya viejos».

Las condiciones de vida de los mayores solos no siempre son las más adecuadas. En un 65% de los casos, los ancianos viven en casas que no cuentan con calefacción, y en un 18% de los hogares no hay ascensor.

–Si nos atenemos a estos datos, sin duda, el modelo de vivir en residencias aumentará imparablemente si el Estado es capaz de aumentar el número de plazas o si la persona se puede permitir con su propia economía este modo de vida. Lo que sin duda resolverá no pocos problemas de los ancianos, ¿a excepción de la soledad?

–Humanamente, es el gran problema. Por eso los ancianos me producen ternura, especialmente desde que fui madre hace dos años. Asocio la fragilidad de los niños con la de los ancianos: las ganas de que estés con ellos, de que hables con ellos. Pero ni yo ni el equipo podemos llegar a todo, lo hacemos cuando podemos. Afortunadamente contamos con voluntarios, en general hijos, hijas; mujeres, quiero decir, de personas que están o que estuvieron ingresadas que nos vienen a ayudar. Y las monjas del hospital contiguo.

–Pero también hay matrimonios. Ésos ya no están tan solos.

–La ausencia de los hijos, siempre existe. Pero es cierto que no es lo mismo vivir y dormir solo que hacerlo acompañado. Hay quienes incluso duermen en la misma cama, lo cual no impide que tengan otros problemas.

–Todas las parejas tienen sus días buenos y malos.

–Sí, claro, pero en realidad me refería a un problema repetitivo que es el de la sexualidad: en general, él quiere relaciones sexuales y ella, no.

–¿De qué edad hablamos?

–Sobre los ochenta años.

–¿Y qué podéis hacer?

–Pues no es fácil porque la mujer llama al timbre y grita y, cuando acude la auxiliar, se lo suele encontrar a él desvestido y tiene que calmarlo. Si no lo consigue interviene la psicóloga. Lo que no quiere decir que en las residencias algunas parejas continúen manteniendo relaciones y, en este caso, solo les compete a ellos.

–¿Sabes? Es precioso ver a ancianos que se quieren.

–Y a veces desmesurado, porque hay amores que matan. En la residencia tenemos a una mujer de unos setenta años con obesidad mórbida. Cuando la trajeron, llevaba dos años recluida en casa con asistencia a domicilio. Al final no quedó más remedio que ingresarla porque no movía ni las piernas ni los brazos y estaba todo el día en la cama. En la residencia, desde el primer día, la obligamos a estar en una silla de ruedas y con la ayuda del fisioterapeuta se ha conseguido que haga algunos movimientos rutinarios pero tan elementales como comer y, por supuesto, se le hace una dieta especial. Pero tiene un marido para quien ella es su vida y que viene a verla cada día, lo cual efectivamente es muy bonito, pero no lo es tanto que le traiga bombones y que le dé la comida como hacía en su casa. A veces la psicóloga tiene que intervenir más con el cuidador que con la persona ingresada porque aquél vive mal la ausencia y peor el sentido de culpa por haber ingresado a su pareja.

–De los 73 ingresados, ¿cuántos hombres hay?

–Siete.

Según el INE (Instituto Nacional de Estadística), la esperanza de vida en España ha crecido desde 2001 a un ritmo anual de 0,2 años, un aumento inferior al de períodos anteriores porque la disminución de la incidencia de la mortalidad se concentra, especialmente, en las edades más avanzadas, por lo que su efecto sobre la esperanza de vida al nacimiento no es tan significativo. Los datos exactos indican que el término medio de vida está en 80,9 años. Y, por sexo, se mantiene la diferencia en la incidencia de la mortalidad, donde la esperanza de vida en las mujeres supera en más de seis años a la de los hombres. ¿Es ésta la causa, o la única causa, por la que el 90% de los ingresados en la residencia son mujeres?

–Es una de las causas pero no la única. La mujer es esencialmente cuidadora, por lo que siempre se ocupará de su marido hasta que le sea realmente imposible. Al hombre, en cambio, por más que la quiera, le desborda la situación. Pero entonces se pasan el día en la residencia, como el caso que te contaba antes de la mujer con obesidad, lo cual, en el plano afectivo, es muy reconfortante pero a veces, sin querer, intervienen en los objetivos de progreso que nos marcamos porque nuestro trabajo no es solo atenderlos, sino que cada persona mejore su calidad de vida. Es un trabajo de equipo en el que ponemos mucho empeño, y los resultados, si la persona ingresada se implica, son más que satisfactorios. Un buen ejemplo es una señora que, siendo administrativa en un hospital, sufrió una hemorragia cerebral por la que quedó con una hemiplejía. Cuando vino a la residencia, llevaba dos años ingresada en un centro y no había avanzado nada, de forma que iba de la cama al sillón. No tenía familia y fue ella misma la que quiso venir a la residencia, que además tenía que pagar. Es obvio que no podíamos revertir su parálisis, pero sí intentar que no se deteriorara más y que hiciera una vida más normal. Y se ha conseguido: no hace kilómetros pero el pasillo lo anda y sale a la calle con una silla eléctrica que le ayudamos a tramitar. En la residencia hacemos cosas que no se ven. Es cierto que a veces no podemos hacer nada más que cuidarlos, pero si existe una mínima posibilidad de conseguir que mejoren su calidad de vida, hacemos lo máximo para lograrlo. Y también quiero señalar que es la enfermera quien mejor conoce a los residentes, de forma que en casos simples, como es un estreñimiento, ni se llama al médico porque sabes todos los síntomas. Yo misma, por más que en este momento la gestión sea mi principal cometido, lo llevo a cabo estando las máximas horas posibles en la residencia, porque encerrada en mi despacho no me enteraría de lo que es más necesario y, por tanto, no sabría gestionar por desconocimiento de la realidad cotidiana.

Las residencias geriátricas, cuentan con un equipo multidisciplinar: médicos, psicólogos, auxiliares, enfermeras, fisioterapeutas, educadoras-animadoras socioculturales, trabajadoras sociales que se ocupan de que tengan ropa, peluquería… y terapeutas ocupacionales que organizan actividades para fomentar la memoria.

–Aunque eres muy joven, no dudo de que ya sabes dónde te gustaría envejecer. ¿En una residencia?

–Te tendría que decir que sí, pero si pienso en mi abuelo y lo feliz que le hace continuar viviendo con su familia a los ochenta y ocho años, la respuesta es no. Pero si tuviera cualquier tipo de discapacidad, entonces ni dudo que donde mejor está atendida cualquier persona es en un centro.

«Todo el mundo sabe que los viejos son doblemente niños.»

ARISTÓFANES

6. Cooperar: la ternura de los pueblos

No pocas personas, al pasar por una situación de crisis personal, calibran la posibilidad de trabajar como cooperante en un país en vías de desarrollo o en una zona donde se ha producido una gran catástrofe. De alguna forma, pese a que tal vez estén huyendo de ellas mismas, se van con la esperanza de que, ayudando a los demás, se distanciarán de lo que en su país de origen las abruma, minimizando la dimensión del problema porque saben que a lo que se van a enfrentar son verdaderos problemas: de hambre y de salud. Y de la carencia de muchos, muchísimos recursos. Sin embargo, entidades, fundaciones, ONG… durante los cursos de cooperación, hacen reiteradamente hincapié en que no es recomendable huir de problemas o salir de una crisis utilizando la cooperación o el voluntariado, por la simple razón de que al regresar a su sociedad, a su vida, el problema va a seguir existiendo y es probable que, con el choque del regreso, sea incluso más difícil sobrellevarlo, por mucho que se haya enriquecido a nivel personal con la experiencia vivida. Por ello buscan personal cualificado, porque no basta con querer cooperar, hay que saber desempeñar una función en condiciones muy precarias y respetando una cultura diferente.

Para poder llevar a cabo este trabajo de una forma eficaz es necesaria una preparación, en este caso como enfermera, y tener una mentalidad abierta, tolerante y muy profesional. A cambio, no es imposible que reciba tanto o más de lo que como cooperante ha dado. Y que cuando regrese, sea una enfermera que ha aprendido a trabajar con muy pocos medios y que tomará su día a día y los recursos con los que trabaja como un inmenso privilegio.

Mercè Cámara (Vilafranca del Penedès, 1964) siempre pensó en trabajar como cooperante –lo cual también implica pagarse el billete y la estancia– porque sabía que aprendería más allá del aprendizaje como enfermera. La trayectoria de Mercè es vocacional desde el principio. Cuando era niña, su madre le hacía disfraces de enfermera; a su manera cuidaba de sus hermanos y amigas, y ella misma se curaba las heridas que se hacía jugando. Mercè, que fue una niña de talante introvertido y callado, durante su infancia, estudió en un colegio de monjas. Esta manera de ser, su madre, que deseaba ardientemente que uno de sus hijos fuera religioso, lo atribuyó a una condición, diríase, mística. Pero Mercè siempre tuvo claro que no sería monja. En realidad quería ser médico pero, hija de una familia que no podía pagar estudios universitarios, terminado el octavo de Básica, decidió finalizar su escolaridad en un instituto mixto y, al empezar COU, ya trabajaba en una tienda para costearse las clases. No podía entrar en Medicina, pero empezó por cursar

Auxiliar de Enfermería, a cuyo término entró como tal en el Hospital Comarcal del Alt Penedès, donde por primera vez calibró la importancia de auxiliares y enfermeras.

—¿Valoraste menos la aportación del médico?

—No, claro que no. Pero el médico diagnostica y prescribe; quien se queda luego al lado del enfermo es la auxiliar y la enfermera; y a mí, justamente, lo que me gusta es ese contacto tan cercano y humano por el que creas vínculos muy enriquecedores porque el enfermo, la persona, es muy agradecida, aunque obviamente el cuidado de un enfermo depende de todo un equipo. Y cuando digo equipo, incluyo el personal de limpieza. A veces detectamos cosas, aunque sean pequeños problemas del paciente, a través de ellos.

—Y luego empezaste Enfermería…

—Cuando pensaba que ya no podría entrar, decidí ampliar estudios haciendo un curso de Anatomía Patológica; justo al día siguiente, me llamaron de la Universidad de Barcelona para decirme que tenían una plaza. Entonces me trasladé a vivir a Barcelona durante la semana, y los fines de semana y todas las vacaciones, regresaba a trabajar al Hospital de Vilafranca para seguir costeándome los estudios.

Desde el inicio de esta conversación, Mercè me hablaba siempre del cuidado del paciente desde una postura muy cercana, de presencia, de llenar su soledad, y yo me preguntaba si, pese a sus cualidades innatas por el cuidado de la persona, sentía algún rechazo por otras funciones de enfermera como pueda ser curar heridas o acudir a situaciones más críticas.

—No, no es esto, ya que todo forma parte del cuidar, y yo, a excepción de quirófano, he pasado por todos los servicios de un hospital: urgencias, sala de hospitalización, cuidados intensivos, etc. Se trata de que, a lo largo de mi carrera y experiencia profesional, he desarrollado y he preferido mucho más cuidar, recreándome en el acompañamiento del paciente, en el estar a su lado en un aspecto más cercano; tanto es así que, si por la carga de trabajo muchas veces no ha sido posible, ese día he tenido la sensación de no haber completado mi tarea de cuidar. De hecho, llegué a añorar mi trabajo como auxiliar, porque es el que más acompaña al enfermo. Todo lo cual no impidió que, al mismo tiempo, me implicara en mejorar mi preparación haciendo un posgrado de Enfermería de la Infancia y Adolescencia porque en el último curso de Enfermería había hecho las prácticas en Pediatría General y ahí me di cuenta de que me interesaba la sanidad en el mundo de los niños. No puedes ni imaginarte cómo es un niño enfermo, cómo sobrelleva una enfermedad ni todo lo que te puede llegar a enseñar. Tal vez sea por ignorancia o inocencia o por una capacidad de adaptación enorme… no lo sé. Aún recuerdo que, una vez, oí a dos niños hablar. A uno le habían amputado una pierna, al otro se la iban a amputar al día siguiente por un sarcoma detectado en el peroné. Pues el primero le preguntó a este si sabía qué hacer con ese trozo de pierna. A lo que él contestó: «Pues le diré a mi padre que la congele, así, cuando me muera, me enterrarán con ella». Y lo dijo así, con normalidad, sin dramatismo alguno. Y luego continuaron hablando de sus cosas. No sabes cómo me impresionó esta actitud exenta de tragedia, esa inocencia de quien no está contaminado por la información cotidiana. Al cabo de un año, supe que en el Hospital Clínic de Barcelona buscaban enfermeras para el turno de noche de Pediatría, me presenté y me cogieron. Siempre en el turno de noche, trabajé con prematuros, lactantes, escolares y en la UCI. Fueron cuatro años preciosos hasta que cerraron Pediatría. Más tarde, tras un año y medio de trabajar como enfermera de complemento, me destinaron a Urgencias de Otorrinolaringología y de Psiquiatría. Al saberlo, me pasé un día entero llorando porque me sentía incapaz de enfrentarme a la Salud Mental. Hasta que lo acepté involucrándome al máximo: empecé a leer sobre el papel de la enfermera en esta unidad y luego hice un posgrado de Intervención en Enfermería en Salud Mental y Psiquiatría, pero lo que más me motivó y lo que hizo que borrara todos mis prejuicios, fue de nuevo el paciente: eran personas que llegaban con una crisis de ansiedad por diversos motivos; otras tenían muchos conflictos y, sobre todo por la noche, se sentían desprotegidas... A veces, solo necesitan hablar, que las escuchen, aunque también venían otras personas con trastornos mentales graves, algunas con agitaciones, etc. Es una unidad en la que, si la situación te lo permite, acompañas al paciente en el más profundo sentido. Es la presencia, la cercanía, otra vez. Estuve doce años en este servicio, lo cual no impidió que mantuviera una idea que desde siempre quedaba pendiente: trabajar en otras culturas. Y ahora que ya lo he hecho, y que volveré en cuanto me sea posible, te puedo asegurar que toda enfermera debería hacer cooperación porque le da otra dimensión del ser humano dentro de su profesión. Como digo siempre, la facultad de cuidar a las personas, o sea, ser enfermera, no tiene fronteras, por lo que traspasarlas es saltar a otra dimensión de la profesión.

–¿La inmigración no proporciona este conocimiento?

–No, porque los atiendes en tu país, que es un país desarrollado y porque dispones de medios. En su país, no tienes nada de todo esto y además tienes que respetar su cultura, su política, sus creencias religiosas, y puede que el nivel de corrupción sea muy alto. Atiendes y ayudas a personas en condiciones extremas.

–¿Se puede cooperar sin una preparación añadida?

–Ni siquiera se debe. Por eso, en 2005, hice un curso de Cooperación Internacional Sanitaria en el Colegio de Enfermería de Barcelona, lo cual implicaba pasarse un mes en un país en vías de desarrollo. En este caso fue Camerún, donde el Colegio tiene un proyecto de cooperación.

El proyecto «Es posible construir juntos» *nació con motivo de las estancias prácticas rotativas que grupos de enfermeras del curso de Cooperación Sanitaria Internacional del Colegio Oficial de Enfermeras y Enfermeros de Barcelona hacen en Camerún.*

El objetivo de la estancia práctica es que las enfermeras y los enfermeros de Barcelona aprendan a trabajar en las condiciones de una cultura en proceso de desarrollo y que esta formación y prácticas les sirvan para las futuras acciones de cooperación en las que puedan participar. Esta acción formativa se consolida como pionera en el sentido de que las enfermeras de nuestra sociedad van a aprender de las enfermeras camerunesas y de su sociedad, mejorando significativamente la formación. Son estas prácticas las que aportan un valor diferencial ante otros cursos de cooperación existentes.

Esta acción formativa quiere dar respuesta a todos aquellos enfermeros y enfermeras que se plantean, o están ya implicados, en proyectos sobre el terreno y que les hace falta la información y la formación necesarias para responder de la manera más adecuada y viable a este reto y, además, afrontarlo de la mejor manera posible. Es por eso que incluye prácticas sobre el terreno.

El curso de Cooperación Sanitaria Internacional* tiene como objetivos:

---

* La última edición del curso de Cooperación Internacional del Colegio Oficial de Enfermeras y Enfermeros de Barcelona tuvo lugar en 2009.

- *Aportar formación básica para elaborar proyectos de cooperación.*
- *Iniciar, ejecutar y evaluar los proyectos globales de salud.*
- *Trabajar sobre el terreno los temas epidemiológicos y de asistencia directa, basados en las sistemáticas de recogida y análisis de datos y las acciones enfermeras concretas.*
- *Adoptar una actitud de compromiso y evaluación por parte del alumno, de sus capacidades hacia el mundo de la cooperación como enfermera desplazada.*

La acción formativa cuenta con el visto bueno y el respaldo de las autoridades locales, tanto de las gubernamentales como de las tradicionales, consiguiendo de este modo un marco idóneo para mejorar su formación en una realidad intercultural.

El curso permite a sus alumnos desarrollarse en un entorno de intercambio de posibilidades y de vivencias entre personas de diferente cultura y donde el conocimiento mutuo permitirá que conceptos como «cooperación», «solidaridad», «implicación social» —tan íntimamente ligados a la profesión de enfermera— devengan realidad. La estancia práctica tiene una duración de un mes y se hace en grupos de tres enfermeras. Desde el inicio del proyecto en 2002, ya han pasado por las prácticas más de 130 enfermeras. La población beneficiada es de unas diez mil personas.*

---

* Texto corporativo del Colegio Oficial de Enfermeras y Enfermeros de Barcelona .

–¿Qué esperabas encontrar?

–Afortunadamente fui sin haber preconcebido expectativas; de hecho no quise imaginar nada, sino que fuidispuesta a abrirme a todo lo que me podían enseñar las dos enfermeras nativas que llevaban el dispensario, que además de enfermería tenía veinte camas.

–Los datos que tengo, y que tú misma me acabas de confirmar, es que había dos enfermeras. ¿Quién diagnosticaba?

–Las enfermeras, porque hablamos de dolencias y situaciones en las que ellas son lo bastante expertas como para saber cuál es el tratamiento más eficaz y resolutivo, pero también para detectar si el paciente presenta alguna gravedad y necesita ser derivado al hospital más cercano. Recuerdo que, una vez, llevamos a una niña que precisaba urgentemente una transfusión. Pero, una vez la dejas ahí, no puedes hacer nada más, pero también es a partir de ese momento cuando empiezas a crecer como persona y como profesional. Recuerdas todos los enfados y quejas que has tenido en el hospital en el que trabajabas en tu país porque, a la vista de una sala de unos 20 m², con las paredes ennegrecidas, los colchones rotos, las camas sin sábanas, en donde hay seis literas llenas de niños con sus madres y un equipo de suero o perfusión colgado con una alcayata de la pared, con una aguja que utilizaban una y otra vez sin esterilizar… comprendes que en tu país has trabajado en condiciones privilegiadas. Cuando dejamos a esa niña de la que te he hablado, las otras enfermeras y yo aún nos quedamos un buen rato inquietas por aquella criatura, pensando que tal vez hubiéramos podido hacer algo más. Pero la enfermera camerunesa nos dijo que habíamos hecho lo máximo que se podía hacer y que, muchas veces, ni eso era posible. A todo esto, le tienes que añadir el tremendo nivel de corrupción del país: una madre sin dinero no podrá comprar sangre para su hija.

—En Estados Unidos, tampoco.

—No lo compares con el sistema americano, que no te diré que sea el deseable, pero una urgencia la solventan sin antes pedir dinero. Luego es cierto que el pago de los tratamientos está por solucionar. Es el gran problema americano, pero no se trata de corrupción. En Camerún, sí. De hecho ese dinero que la madre va a buscar vendiendo todo lo que tiene —que es muy poco— y pidiendo dinero a amigos y familiares, es probable que vaya a parar a manos de los técnicos del laboratorio. Y hay veces que alargan las estancias para sacar más dinero a los familiares hasta que con frecuencia se quedan sin nada. Obviamente, los que llegan a un hospital y no tienen dinero, no recibirán nada por grave que sea su dolencia.

—Me decías antes que todas estas carencias te ayudaron a crecer. Para una enfermera debe de ser muy duro crecer viendo que tal vez un niño, o cualquier otro enfermo, pueda llegar a morir por no tener dinero.

—El enfermo siempre paga porque así funciona el sistema sanitario. Y tú creces si eres capaz, que no te queda más remedio, de olvidar que estás en una zona rural de África adonde has ido a cooperar y aprender a solventar los problemas de salud más leves de los pueblos más cercanos al dispensario. Si te atienes a lo que es posible, ves que puedes hacer mucho: curas brotes de malaria; y la sífilis, si tienen dinero para pagar el tratamiento que, gracias al proyecto, no era tan caro; también atendíamos partos...

–Ya sé que es una cuestión cultural, pero nunca deja de sorprenderme que familias con tan pocos medios, tengan tantos hijos. Parece bastante claro que a más hijos, menos posibilidades de vivir siquiera decentemente.

–Tú lo has dicho: es un problema cultural. Así que, por más que se les haga campaña de educación sexual, las mujeres tienen muy poca autonomía. Ni se lo plantean, por lo que, digas lo que les digas, no lo harán sin el consentimiento de su marido. Y, aunque parezca imposible, les cuesta entender que la falta de recursos les puede dificultar su manutención. Aunque, actualmente, la mujer africana está poniendo mucho empeño en su autonomía para tomar muchas decisiones, sobre todo las jóvenes, y las campañas de control de natalidad se hacen igual, tanto cuando acude una mujer que ha tenido varios hijos, como a los y las jóvenes. Así que volvemos a la premisa: se trata de ayudarles desde su cultura. La enfermera colombiana Marta Lucía Vásques Truissi dice: «No podemos pretender que los cuidados de una cultura sean válidos para todas las demás, esto sería una prueba de nuestro etnocentrismo. Cada persona, cada grupo o subgrupo tiene sus prácticas, sus creencias, sus valores y tradiciones». Y te diré más: cooperar significa ofrecer ayuda para que obtengan los instrumentos que les permitan cubrir sus necesidades, en este caso sanitarias. Y las herramientas, en este caso, significa haber montado el dispensario y proporcionarles medicamentos a un precio reducido porque todo ello forma parte del proyecto del Colegio Oficial de Enfermeras y Enfermeros de Barcelona. Porque de lo que hemos hablado hasta ahora es de Camerún, pero también he cooperado, a través de la ONG Enfermeras para el Mundo, que tiene sede en Madrid, en la Organización de Mujeres de Santa Marta, en Manabí, Ecuador, y ahí sí hacíamos más prevención con talleres de salud.

La Organización de Mujeres de Santa Marta tiene su sede central en la ciudad de Portoviejo, capital de la provincia de Manabí, y su base social se encuentra dispersa en 159 poblaciones rurales y urbanas, donde desarrollan su trabajo. La organización surge de la necesidad de promocionar una participación equitativa de las mujeres en la sociedad a través de una participación activa y permanente. Son una organización de mujeres sensibilizadas y comprometidas con los cambios sociales, políticos, económicos y culturales que favorezcan la integración plena de las mujeres en la sociedad ecuatoriana.

Uno de los objetivos estratégicos de esta organización, pasa por resolver problemas como el derecho a la salud con sus programas establecidos para este cometido:

- Centros comunitarios de salud.
- Formación de promotores comunitarios de salud.

- Farmacias comunitarias.
- Botiquines comunitarios.
- Campañas de saneamiento ambiental y prevención de enfermedades.

–Me hablas, por tanto, de una cultura y un proyecto diverso de Camerún. ¿Cuál era tu cometido como cooperante?

–Nuestra parte como enfermeras y como voluntariado, era organizar las actividades en las cuales se contemplaba la promoción y la educación para la salud a promotores de la salud y comunidades, que consistía en reuniones donde se llevaban a cabo talleres de salud sobre la prevención del cáncer de mama y de cuello de útero, como también para la hipertensión. Nos desplazábamos hasta las comunidades y los talleres se hacían en cualquier sitio: en una iglesia, en el patio de una casa (al lado de las gallinas y los animales de corral), en las escuelas…Y nos alojábamos en las casas de las mujeres participantes, con todas las atenciones que caracterizan a la gente de las zonas rurales: se desvivían por que estuviéramos bien acomodadas y comiéramos lo mejor que ellos tenían. De vez en cuando se hacían encuentros con todas las promotoras de la salud, representantes de las comunidades, y ahí también impartíamos alguna sesión sobre salud.

–Retrocede un poco: dices que se desvivían para daros lo mejor que tenían en su propia casa. ¿Me hablas de mujeres de talante autónomo?

–No, es más: en algunas, en no pocas, detectas maltrato de los maridos y puede que la prohibición de ir a la asociación. Pero ellas iban con esperanza y ganas de aprender, y así olvidaban durante unas horas toda la carga familiar y laboral. Recuerdo que cuando hacíamos prevención de cáncer de mama, ni sabían cómo funcionaba el aparato reproductor y hasta les avergonzaba hablar sobre sexualidad. Y hablo de mujeres de cuarenta años que tal vez son abuelas. Mujeres que ven nuestra intención de ayuda y, por ello, todas te muestran su agradecimiento como les es posible, que es abriéndote la puerta de su casa y obsequiándote con lo que tienen. Pienso que les parece imposible que tú les dediques un mes y medio sin cobrar y que emplees tu dinero en pagarte el viaje y la manutención. Pero te aseguro que cuando estás allí, ni piensas en esto porque tú das y enseñas, pero también aprendes y, además, te sientes útil porque comprendes que con tu presencia llenas sus carencias. Piensa que la sanidad no llega a las zonas rurales –¿cómo va a llegar si la geografía es tan abrupta que se llega a caballo?– y, para suplirte, se capacita a las mujeres enseñándoles lo más básico para que puedan atender los primeros auxilios. Y en Camerún, llegamos hasta donde te he explicado y su agradecimiento y trato es tan dulce… Los primeros días de nuestra llegada, los niños se apelotonaban en la puerta del dispensario, al regreso del colegio, para ver a las nuevas «blancas» que habían llegado. Se presentaban todos, y no hacía falta repetirles más tu nombre. Cada día, cuando pasaban por el dispensario, desde fuera, a través de la ventana, te llamaban por tu nombre. Y por el camino, tanto a la ida como a la vuelta del dispensario, salían a tu paso para darte el *bonjour* o *bonsoir*, con una sonrisa que traspasaba el alma.

—Cuando llega el momento de irse, ¿te vas pensando «misión cumplida»?

—No, te vas pensando que dejas y queda mucho por hacer, que podías haber hecho más. Pero toca irte. Es un tiempo que, si te lo puedes permitir económicamente, siempre lo puedes repetir. Pero antes necesitas regresar y ganar dinero para poder hacerlo.

—¿Cuesta regresar a tu país?

—Cuando regresas, a algunos les cuesta oír tu experiencia de forma que si te preguntan y tú les explicas la situación real, rápidamente cambian de tema. Pero lo más importante de tu vuelta es todo lo aprendido: comprender que en la sociedad occidental trabajamos con muchos medios; que se tira o malgasta mucho material y que se puede economizar trabajando muy bien. El material que se utilizaba en el dispensario de Camerún para hacer curas se restringía tanto, que cuando volví a Barcelona me costó adaptarme a esa abundancia, a tenerlo todo (y más…). Lo cual es un excelente aprendizaje.

—Al principio de esta entrevista, me decías que la cooperación te obliga a crecer como ser humano. Una parte de ese crecimiento va implícito en todo lo que me has relatado, pero ¿se me escapa algo más?

—Que en Camerún y Ecuador, me enseñaron a saborear la paciencia porque me la mostraron como parte de sus vidas; presencié y experimenté el placer de no tener que correr; de no sentirse presionada; de dejarse llevar por la fluidez del tiempo, tiempo que no se controlaba, ni mucho menos, como se controla en las sociedades desarrolladas porque me hicieron partícipe de la lentitud de las cosas y las situaciones cuando éstas lo requerían; de vivir del presente y para el presente, de no esperar nada si no es un futuro muy inmediato. Me mostraron la filosofía con la que viven: «Todo lo que ocurre forma parte del vivir, es la vida».

—Me has explicado dos desplazamientos. ¿Has pensado en cooperar en grandes crisis humanitarias (tsunamis, desplazamientos por guerra, hambrunas…)?

—No, porque ambas cooperaciones son necesarias y ambas salvan vidas. La única diferencia es que estas que mencionas pueden resultar más mediáticas.

—¿Piensas en volver a cooperar?

—Mira, yo soy feliz con mi profesión, con mi familia, como mujer porque, como tal, también vivo plenamente, pero no hay ni un solo día de mi vida en el que no piense en volver a cooperar. Quienes lo han hecho ya dicen que cooperar es como un sentimiento del que no te puedes desprender, de forma que será parte de ti el resto de tu existencia.

> «La solidaridad es la ternura de los pueblos.»
> GIOCONDA BELLI

7. Confía en mí, y yo encontraré la forma de leer en tu mirada (Salud Mental)

Todas las conversaciones de este libro las he hecho en una sala de trabajo. Ninguna en un hospital. No era necesario: todos hemos ido, estado o visitado un centro de salud, incluso para un acontecimiento tan feliz como es dar a luz. Donde no había estado nunca es en un centro de Salud Mental. He conocido personas con depresiones, fueran las causas endógenas o exógenas; también he conocido a alguna persona con esquizofrenia, pero la he tratado ocasionalmente… ¿Cómo hacer que alguien que oye voces, que cree ser otro y que los demás se equivocan, pueda leer en tu mirada y cogerse de tu mano confiando en ti?, me preguntaba. ¿Cómo hacerle ver a alguien que sufre terriblemente que la vida es muy imperfecta pero con trozos bellísimos que no se pueden perder? Entonces fui al centro donde ahora Jordi Quílez es adjunto a la Dirección de Enfermería en el Parc Sanitari Sant Joan de Déu de Sant Boi. Terminaba el verano cuando llegué. Jordi me esperaba en el *hall* de entrada. «Se ha escapado uno», se acercó un enfermero a decirle. «Vaya, no andará lejos, se acerca la hora de comer», respondió sin inquietud. «¿Vamos?», me invitó. «Vamos».

No me extrañó que alguien se hubiera escapado, la puerta de acceso estaba de par en par porque el centro estaba en obras para dejar de ser un recinto cerrado, en pleno proceso de integración con el antiguo hospital comarcal de Sant Boi. Yo también lo hubiera hecho, lo raro es que no se hubieran largado todos, pero no, era un día templado y radiante, ahí estaban unos cuantos disfrutando del jardín. «En general, los pacientes que pueden deambular por el recinto son pacientes compensados o estabilizados; otros padecen depresiones», me dijo Jordi. Serían unos veinte, entre hombres y mujeres, y observé que cada cual estaba en su mundo, absorto, aunque ante la presencia de Jordi casi todos reclamaron su atención y él los llamaba a todos por su nombre. Y, mientras él hablaba con uno y otro, yo a su lado intentaba leer en aquellas miradas. «Eres muy guapa –me dijo una mujer de una edad indefinida–, ¿me das un beso?» Yo se lo di y ella me sonrió, luego volvió a encerrarse en su mutismo y a mirar a la nada. No creo que tanto trastorno se solucione con uno o varios gestos de afecto; estaban tranquilos porque estaban medicados. Pero ¿cómo no abrazar a alguien a quien la vida le ha arrancado algo tan poderoso como es la mente? Y además, era obvio que aquél no era un centro de lujo. No hay que engañarse pero, sin medios, todo es más doloroso y desechable. Quiero decir que la sociedad, que nuestra sociedad los desecha y, con frecuencia, oculta. Siempre lo ha hecho y diré que ahora las cosas han mejorado: hasta finales del siglo XIX, en que surgió por primera vez el concepto de «enfermedad mental» y la psiquiatría haría su ingreso definitivo en la Medicina, los enfermos eran recluidos en asilos donde mal sobrevivían y donde recibían «tratamientos morales». Fue en 1896 cuando el psiquiatra alemán Emil Kraepelin diseñó un sistema de identificación y clasificación de los problemas mentales que se convertiría en la base de los estudios psiquiátricos modernos, lo que ha hecho que psiquiatras y psicólogos trabajaran arduamente para que, en lo posible, se integrara a estos enfermos en la sociedad y con la mejor calidad de vida posible. El resultado, un siglo después, son estos enfermos sentados al sol. ¿Mejorará alguno de ellos? En el mejor de los casos, puede que se estabilice siempre medicado, dependerá de su dolencia. El deterioro cognitivo de los psicóticos, en cambio, siempre aumentará. Y, ¿por qué entre tantas especialidades médicas escoger la Salud Mental, donde, salvo los depresivos por causas exógenas, ninguno sanará?

Jordi Quílez (Barcelona, 1975) no lo escogió, lo decidió su tutora: la enfermera Ana Iglesias; fue ella la que le dijo que servía para Salud Mental y él se presentó en un gran centro con una carta de Ana al terminar sus estudios de Enfermería. Jordi, en principio, se había decantado por la Medicina, pero su nota de corte no se lo permitió y decidió empezar por Enfermería pensando que, llegado el caso, en el futuro, tal vez volvería a la idea inicial.

—Si tenías tan claro una carrera no solo humanista, sino de ayuda, tu caso fue sin duda una elección vocacional.

—Lo que siempre pensé, y te hablo desde que era niño, fue trabajar en algo que ayudara a los demás; no tienes en la mente ser enfermero o bombero o policía, lo que tienes claro es la vocación de ayuda; por tanto, ¿ser enfermero es vocacional? Sí, pero sin magnificar nada: un bombero también ayuda y no sé si la sociedad le reconoce este valor. De lo que no me cabe ni la menor duda, es de que son profesiones que te tienen que gustar mucho. Y a mí me gustó enseguida. Estudié en una pequeña escuela donde el trato era muy próximo; recuerdo que en el último curso nos cambiamos de edificio y todos participamos del traslado. Pero lo más importante es que viví muy bien la carrera, sin traumas ni dudas. Estaba preparándome para hacer un trabajo con el que me sentía muy bien. Además tuve suerte porque mis primeras prácticas fueron en Traumatología, que no son nada traumáticas; luego las hice en Medicina General; en Atención Primaria; en Urgencias de día, donde ves a muchos pacientes pero, si revisten alguna gravedad, no te dejan ni actuar. Éstas no me gustaron porque lo que yo quería era salvar vidas, como en las películas. Hasta que me tocó Oncología y ahí sí me impactó. Trabajaba en el hospital de día y en planta, lo que me hizo estar al lado del verdadero sufrimiento, el del paciente y el de su familia; y con el fin de la vida. Con frecuencia llegaba a casa llorando, tenía pocas herramientas para aguantarlo; ahora, seguramente, no reaccionaría así. Pero todavía recuerdo el primer paciente que se murió: tendría unos cuarenta y tantos años, y estaba ingresado con un cáncer de pulmón terminal. Yo nunca había estado cerca de la muerte, ni siquiera en la familia, porque los únicos que ya habían fallecido eran mis abuelos y yo era muy pequeño. No recordaba nada. En cambio, aquel hombre que dejaba mujer, hijos, sus propios padres, sus hermanos... Murió en quince días.

–Por lo que me dices, nunca estuviste en Salud Mental. ¿Por qué crees que tu tutora intuyó que ahí encontrarías tu sitio?

–No lo sé pero lo tuvo claro. Es más, como a mí me sorprendió, insistió diciéndome que le hiciera caso. Con su carta me cogieron para una suplencia en Psicogeriatría: ancianos con problemas de salud mental. Eran personas de más de sesenta y cinco años con patologías mentales y que, en general, vivían en el centro desde que eran niños porque entonces se los consideraba pacientes de «larga enfermedad», así que aquello no solo era su casa sino su pueblo, porque el recinto es grande y porque hay calles, aceras, bancos, peluquería, biblioteca, incluso había cine, teatro... Los habitantes del pueblo de Sant Boi, en los años setenta, íbamos al cine y al teatro del centro. Así que se puede decir que, en el sentido social, yo estaba familiarizado.

–Lo que me cuentas está lejos de lo que se percibía desde fuera. Creía que los pacientes de Salud Mental estaban marginados.

–Lo estaban, pero no en Sant Boi. Formaban parte de la población y pienso que era saludable para todos.

¿Te imaginas ir al cine del psiquiátrico como quien va al Ateneo? Pues era así, y es lo que ahora llamaríamos normalización. Entonces era simplemente una sociedad más colectiva. Ahora ya no sucede.

–Pero tu pasado tan cercano al hospital te debió ayudar.

–No creas, entré con muchos nervios y antes hice un posgrado de Salud Mental porque me faltaban herramientas, sobre todo para el abordaje, y vocabulario. De todas formas, enseguida comprendí que el personal asistencial que atiende a este tipo de pacientes, no tiene nada que ver con cualquier otra especialidad. Nadie sale de la Escuela de Enfermería preparado para la Salud Mental: por más que te hayan hablado de delirios, hasta que no lo ves, no lo entiendes y los primeros días fueron impactantes. La primera suplencia trabajé mucho: para cuidar a noventa pacientes, estábamos cinco auxiliares y yo. Eran pacientes mayores, a nivel psicopatológico, en estado larvado. Aún recuerdo que, apenas empezar, uno me dio un guantazo, y yo, entonces, le dije que eso no lo tenía que hacer. Pero este suceso es anecdótico, los pacientes no van pegando a los profesionales.

–Entiendo que puntualmente le digas a un enfermo que «esto o aquello» no se hace, pero ¿cómo puedes hacer que te entiendan?

–Hay que hablarles, escucharles y establecer vínculos. Creo que ésa es mi capacidad: vincularme. Así los intento ayudar. Pienso que soy una persona cercana y empática, y también muy expresiva, aptitudes que siempre se pueden mejorar, pero la base tiene que estar en tu manera de ser para poder ayudar. Esta suma de habilidades son básicas en cualquier especialidad de Enfermería, pero mucho más en Salud Mental porque no son problemas que se puedan objetivar.

–Llegaste a Salud Mental, se puede decir, que por indicación. ¿Qué pasó luego?

–Que me enganché enseguida porque me aportaba la posibilidad de ayudar a los demás y aliviar su sufrimiento, un sufrimiento muy solitario.

Todavía hoy, pese a los esfuerzos de sanidad para que estos enfermos sean aceptados e integrados con la máxima normalidad posible, es una cuestión mal resuelta porque la realidad es que las personas con condiciones de salud mental son víctimas, con frecuencia, de discriminación en su propio núcleo familiar y, por supuesto, tampoco se las acepta bien prácticamente en ningún segmento de la comunidad. Esta discriminación les impide prosperar y estabilizarse, sobre todo si el rechazo o la negación proviene de la familia, que sería potencialmente la mejor ayuda. Esta situación, paradójicamente, empeora en los jóvenes porque pertenecen al segmento de la población que menos busca ayuda, lo que, sumado a que la familia rara vez admite la realidad achacando «las rarezas» del hijo a su inmadurez y posible rebeldía, hará que tal vez no reciban asistencia precisa ni tratamiento a tiempo.

–¿Cómo ayudar a la familia?

–No es fácil. Durante muchos años he visto casos en que la familia no lo acepta porque no entiende qué le pasa a su hijo. Aunque el factor «estigma social» también pesa sobre ellos. Los hay, sin embargo, que se conciencian y ayudan. Pero, por ejemplo, ¿quién está preparado, dónde o quién nos enseña qué significa realmente padecer sensaciones autorreferenciales, lo que les hace creer que el mundo está contra ellos? Te diré que la esquizofrenia normalmente es más fácil de detectar porque el enfermo suele demostrar conductas bizarras pero, al tiempo, es muy solitaria porque, por más que hagas abordaje y le ayudes, él padece porque sabe que lo que le pasa es que sufre de una realidad distinta a la nuestra. Como el que tiene una depresión mayor y no quiere vivir; o el que padece un trastorno obsesivo compulsivo, como son los TOC. ¿Recuerdas la película *Mejor... Imposible*, en la que Jack Nicholson estaba magistral? Pues así son los TOC; es una enfermedad compleja y ellos viven así las 24 horas del día.

–Bueno, si das por bueno el guión de la película, cuanto menos hablamos de una persona que es escritor y que puede vivir solo, lo cual quiere decir que no todos los que tienen problemas mentales estén condenados –o destinados, si tú quieres– a estar ingresados en un centro.

–Claro que no, la mayoría no están ingresados, depende del grado de su enfermedad. Los trastornos mentales más leves tienen ataques de ansiedad y de pánico, lo cual no les impide llevar una vida normal, trabajar, casarse… aunque, a veces, la ansiedad les incapacite porque los bloquea. Te diré que casi toda la población está en riesgo de Salud Mental; la propia OMS ya dice que las enfermedades mentales serán la primera causa de baja en un futuro próximo por el ritmo y la presión vertiginosa de la sociedad. Vivimos en una sociedad individualista en la que todos tenemos que ser maravillosos, rubios, guapos, trabajar bien, triunfar… ¿Cómo no desmoronarse en algún momento? En una sociedad más colectiva el sufrimiento se lleva entre todos.

–Los más graves no deben poder ni atisbar la posibilidad de llevar una vida totalmente integrada.

–Es difícil porque tienen que estar muy controlados, pero los hay. Hace muchos años aún era más difícil, no existían los fármacos actuales, los tenían atados con camisas de fuerza, encerrados, con duchas frías, con TEC…

–¿Con terapia electroconvulsiva?

–Sí, pero este tipo de contención no sirve para todos los trastornos mentales; es una herramienta más. Primero está la contención verbal y luego, la farmacológica. La voz, ante todo: con voz, empatía e intentando que comprendan que nadie les quiere hacer daño, a veces, puedes contenerlos sin fuerza y, antes que utilizarla, están los fármacos con los que dejan de oír voces; entonces puedes intentar que establezcan contacto con la realidad y estabilizarlos de forma que hasta puedan volver a vivir con su familia. Aunque a veces contactar con la realidad sea muy duro. Aún recuerdo a un paciente, esquizofrénico para-noico. En aquel momento yo trabajaba en un ambulato-rio de Salud Mental donde estuve ocho años. Mi último día de trabajo antes de las vacaciones de verano, vino con su hermana. Estaba muy contento porque el último fármaco que le habían prescrito estaba funcionando muy bien y él se sentía mejor. Cuando regresé, supe que aquel mismo día se había suicidado. Entonces me di cuenta de que había venido para que su hermana viera que lo tratábamos bien, pero también para despedirse. Pienso que, efectivamente, con la nueva medicación había con-tactado con la enfermedad de tal forma que comprendió cómo estaba y no lo resistió. No sabes cómo lamento no haberme dado cuenta a tiempo. Desde entonces, siempre que me voy de vacaciones, me voy con el temor de que algún paciente se descompense porque son enfermos muy frágiles.

–¿De qué forma se les ayuda en un ambulatorio?

–En el ambulatorio se les atiende de manera individual, familiar y grupal, el médico decide la medicación y, en ocasiones, tú vas a sus casas para organizarlos y ayudar a la familia. Pueden estar casados, trabajando, pueden que-rer tener hijos y entonces hay que bajarles la medicación pero también hacer el seguimiento; hacer que vayan a las sesiones psicoeducativas donde se les dan herramientas… O que vayan a hacer terapia con Grupos de Prevención de Recaídas, grupos en los que se aborda el problema de las drogas y sus efectos. La cocaína, por ejemplo, produce déficit de contención de impulsos porque se difumina la línea que te permite poner límites a la realidad y a tu conducta, de forma que pasan de una alegría desmedida a la ira, por ejemplo.

—No se puede negar que la Administración hace excelentes campañas de prevención contra la droga y los que consumen, cuanto menos en los inicios, no son enfermos.

—El que consume cree que a él no le va a pasar nada; que controla. Cuando es al revés: es la droga la que te controla a ti.

Según se desprende de un informe de la ONU, hecho público en Viena en junio de 2010, el número de consumidores de cocaína en Europa se ha doblado en la última década: de 2 millones en 1998 a 4,1 millones en el período 2007-2008, siendo Reino Unido y España los que encabezan el ranking de consumidores de cocaína de Europa, y ostentan, asimismo, un índice mayor de consumo que EE.UU., según señala la Oficina de la ONU contra la Droga y el Delito (ONUDD). Lo que no deja de ser bastante desesperanzador, sobre todo en los casos de jóvenes que tienen no pocas ventajas sociofamiliares y culturales con las que prosperar en la vida, pero que necesitan evadirse. Tal vez un paseo por el área de agudos de cualquier centro de Salud Mental les haría ver en qué pueden acabar esos viajes, efectivamente, de alucinante destino final.

Otro tipo de pacientes a los que atendió Jordi Quílez en el ambulatorio, eran inmigrantes, cada vez más numerosos.

Tanto fue así que en el centro crearon un programa específico para estos porque pronto se dieron cuenta de que, por su cultura, el abordaje tenía que ser diferente.

—Cada vez teníamos más pacientes inmigrantes que desarrollaban problemas de Salud Mental, sobre todo por haber migrado a un país de cultura occidental, lo que sumado a la barrera idiomática, hacía que la expresión del síntoma no encajara con la expresión de nuestros síntomas, lo que producía desajustes en los diagnósticos médicos, muy occidentalizados. Eso hizo que buscáramos mediadores que hubieran vivido en el país de origen del paciente y que llevaran suficiente tiempo en España como para reinterpretar los síntomas. Estos mediadores eran quienes nos informaban de la realidad de la comunidad de la que provenían, al tiempo que rompían la barrera idiomática. Fue realmente muy interesante. De hecho, todo mi paso por el centro ambulatorio resultó una gran experiencia porque también hacía muchas visitas domiciliarias, que me permitieron elaborar luego un estudio de campo dentro de un estudio de investigación para evaluar la eficacia de un programa de visita domiciliaria en Enfermería para pacientes de esquizofrenia que vivían en la comunidad. Ocho años en un ambulatorio te procuran muchas vivencias y, por tanto, experiencia.

—Pero volviste al hospital y, además, como adjunto del director de Enfermería, más cerca de la gestión que del enfermo.

–Antes, todavía pasé un año en otro CSMA (Centro de Salud Mental para Adultos) pero, efectivamente, acepté el cargo como adjunto. Pero yo soy enfermero, siempre puedo volver a ejercer y, aunque ahora tenga que dedicar mucho tiempo a la gestión, nunca estoy lejos de los pacientes. El espíritu en el que me formó este hospital, que tiene un estilo propio, es hacer sentir a cada persona como a ti te gustaría que te trataran. Los cuidamos mucho, los llamamos por su nombre y jamás ninguno estará mal vestido ni perdido. Se puede escapar, como habrás visto, pero nos damos cuenta enseguida porque, sin que se sientan cercados, siempre los tenemos vigilados o, mejor dicho, atendidos.

–Pero todo ser humano también necesita afecto, ¿quién se lo da a ellos?

–Y lo reciben: amor y afecto. Algunos, no todos, de sus familias y, por supuesto, también de nosotros. Mira, hay gente «normal» que está más sola que la una; pues no sé si esta persona tiene más afecto que cualquiera de nuestros ingresados, que además son muy agradecidos. Con toda seguridad, los que están ingresados, fuera, deben recibir poca aceptación y afecto. La sociedad los teme y se aleja por instinto de protección. Y por estigma: un enfermo de Salud Mental, hoy por hoy, no se libra de esta condición.

–Cuidar de enfermos que jamás se curarán…

–Peor, más bien empeorarán porque después de cada brote, hay un deterioro que no recuperan y del que quedan secuelas que se van sumando. Pero en la medida en que puedas ayudarle a que tenga más autonomía, menos sufrimiento, más el mismo hecho de cuidar, ya es aportar salud aunque estos enfermos no se curen.

–Cuando regresas a tu casa, ¿te los llevas dentro?

–En Enfermería es difícil desconectar, pero he aprendido a que no afecte a mi hogar; a mi mujer y a mis dos hijos. Lo que no he conseguido es que mi padre deje de preguntarme cuándo me dedicaré a ser enfermero «normal».

Esta entrevista la terminé haciendo un recorrido por las cuatro unidades: Agudos, Subagudos y Unidades de Media (que estarán un máximo de dos años) y Larga Estancia, aunque los hay que han vivido ahí toda su vida, no solo porque sufren algún trastorno, sino porque antiguamente no tenían adonde ir. Jordi iba abriendo con sus llaves puertas por las que accedías a salas mixtas donde, cada cual, como los más leves del jardín, estaba en su propio mundo. Alguno, no; «anda, Jordi, dame un cigarro, que me he quedado sin blanca», le dijo uno de labia más larga que lo esperaba apostado en la puerta al aire libre. «Cuando salga –le dijo Jordi–, y me tendrás que decir en qué te has gastado el dinero.» Al salir, Jordi se lo dio sin más preguntas, solo recriminándole lo gastón que era y encendiéndole el cigarrillo porque ahí los mecheros están prohibidos. En Agudos, apareció una chica llorando desconsoladamente: había tenido un altercado con otra interna y acabó abrazándose a Jordi y luego a mí. Otra, también muy joven, me dijo que se había producido un malentendido y que no tardaría en salir de ahí. Y, por último, dimos con una mujer de unos ¿setenta años?, aún muy guapa, de la que, por sus rasgos, adiviné que era centroeuropea; me dijo que su mundo se había derrumbado cuando murió su marido. Perder la cabeza por una ausencia es casi morir de amor. Pero, quien no ha sido capaz de amar, ni siquiera ha vivido.

8. Supervisora de planta: gestión, coordinación y planificación

Esta entrevista es muy distinta de las que hasta ahora he ido haciendo: se trataba de desvelar de qué forma una enfermera supervisora de planta gestiona ese micromundo que es cada planta, habitada a su vez por los mil mundos que es cada paciente, cada cual con su idiosincrasia, tanto en lo que se refiere a la enfermedad como en sus afectos, entorno, carencias... y coordinar la atención al mismo con ese grupo de enfermeras y auxiliares que están bajo su mando.

Pienso que, en algún momento, todos nos hemos cruzado con la supervisora de la planta en la que está ingresado un familiar, o nosotros mismos; y que no es imposible que ni lleguemos a hablar con ella, a menos que tenga lugar una circunstancia apremiante, por lo que ¿tenemos una idea exacta de sus responsabilidades y funciones? Llevamos años viendo en la televisión series que discurren en un centro hospitalario y yo (aunque soy muy poco aficionada), con frecuencia, me he preguntado qué debe pensar el profesional sanitario al verlas, porque la verdad es que cuando he estado en un hospital, no he visto ni atisbado ningún equipo que se le parezca y eso que no hubiera estado mal ver entrar por la puerta, por ejemplo, a un Patrick Dempsey dispuesto a mirarme el ombligo. Pero, no. En cuanto al celebérrimo Dr. House, pues la conversación seguro que no iría muy bien. Soy hija y nieta de médicos, y eso marca mucho. Lo único que no me extraña es que entre ellos se den relaciones hombre-mujer. Eso pasa en todos los ámbitos profesionales; en suma, con quien pasamos más tiempo es con las personas con las que trabajamos. Pero no siempre es así, por más que quien sea tenga un físico más que agradable. Como el de Laura López, supervisora de la planta de Respiratorio, Torácico, Neurología y Neurocirugía del Hospital de la Santa Creu i Sant Pau: dos plantas; treinta camas; sesenta pacientes y cuarenta enfermeras. La ratio está bien, hablamos de un centro adherido a la red hospitalaria de utilización pública en plena crisis: una enfermera para ocho enfermos. Aunque lo más importante no es cuántas, sino cómo.

Laura López (Barcelona, 1968) siempre tuvo claro que sería enfermera. El porqué está en su memoria de niña: a los tres años metió la mano en una olla de agua hirviendo. Las secuelas obligaron a Laura a ir durante mucho tiempo a hacerse curas al hospital; años después, dos cirugías reparadoras… Un largo proceso que Laura recuerda perfectamente desde el primer momento. Y Laura no recuerda el dolor, sino el trato. Y lo recuerda bien. Luego, cuando tenía diez años, una prima se instaló a vivir con su familia para poder estudiar Enfermería en Barcelona. Y Laura siempre le preguntaba qué hacía y cómo. Cuando acabó COU, sabía sin ninguna duda que sería enfermera.

—No deja de ser curioso que el accidente no te ocasionara rechazo.

—Es posible, pero no fue así. Todos mis recuerdos son agradables y, de alguna forma, siempre pensé que de mayor cuidaría y curaría, que no es lo mismo que ser médico. Eso nunca lo pensé.

—¿Y todo fue como esperabas desde el principio?

—Todo fue como esperaba, lo que no impidió que durante la carrera pasara por circunstancias que se me hicieron difíciles. Las prácticas de segundo curso, por ejemplo, fueron duras. Había hecho las de primero en Traumatología sin ningún problema y con mucho apoyo por parte de una enfermera, y en segundo me tocaron en Medicina Interna en pleno *boom* del descubrimiento del VIH/SIDA con pacientes que en su mayoría eran toxicómanos.

—¿Sentiste miedo al contagio?

—No, no fue eso. Lo que resultaba muy difícil era que en algún caso continuaran consumiendo.

—¿En el hospital?

—Sí, era inevitable: iban amigos a verlos y les llevaban droga. El peor recuerdo lo tengo de un chico al que encontramos en el lavabo desmayado por una sobredosis. Y eso sí me causó impresión, pero luego los tratas y comprendes que son personas que sufren, que tienen anhelos, ilusiones y que acaban por despertarte una forma de ternura. Pero hasta que llegas a esto, que quiere decir que has aprendido a establecer una relación de ayuda que va más allá de las curas, necesitas un tiempo, que no tienes mucho, y romper tabúes. Pero es la única etapa de mi carrera que recuerdo más difícil, entre otras cosas porque las terapias contra el VIH apenas estaban en los inicios y los enfermos tenían poca esperanza de vida. Luego, ya en tercero, que me tocó en la planta de Otorrinolaringología y Cirugía Plástica Reparadora, me sentí muy bien y muy bien integrada en el equipo. Fue una suerte porque al mes de acabar la carrera empecé a trabajar ahí mismo, ya como enfermera. Luego estuve un año en Cirugía General y Digestiva, hasta que gané una plaza y pasé a Neurología.

—Desde que hemos empezado a hablar, no has mencionado el hecho de la muerte. Ni de ninguna muerte que te marcara.

—Porque la muerte forma parte de la vida y si en mi trabajo no hubiera contado con este hecho irrefutable, no habría podido trabajar. Pero, aunque son tantos, sí recuerdo alguno. Por ejemplo, a Neurología llegó una mujer afectada de ELA. No era paciente mía pero murió entre el turno anterior y el mío. Yo no conocía a nadie de su familia, cuando tu trabajo también es atenderlos y, si no has establecido vínculos, es muy duro decirles directamente que el paciente ha muerto por más que sea mayor, como fue este caso. Pero lo superas y continúas con tu trabajo y con tu vida. Mira, también en Neurología, recuerdo esta vez como agradable el acompañamiento que pude hacer con la familia de una mujer que todos sabían que no podría superar aquel ingreso. ¿Y sabes lo que hicimos? No impedirles estar con ella en todo momento y eso les ayudó a aceptar su muerte. Lo más difícil es gestionar el sufrimiento de la familia; dejar que se expresen respetando sus límites, que para cada cual, son diferentes. Ése es el trabajo de una enfermera. Y que el paciente no sufra.

Cuando Laura se quedó embarazada de su segundo hijo, pidió un año de excedencia. A su regreso le esperaba otra planta: Salud Mental y Adicciones, donde permaneció un año. Ahí le esperaba un tipo de paciente muy diferente de cuantos había atendido antes, pese a su paso por la planta de Medicina Interna con los enfermos que se habían contagiado con el VIH. Se encontró con pacientes muy invasivos con los profesionales que los atendían porque precisaban ayuda clínica, psiquiátrica y social. Doce meses en los que Laura aprendió las herramientas que necesitaba para poner límites con personas que tenían una o varias adicciones de las que nunca se sentían responsables porque la culpa era de su entorno, de la sociedad, de su familia… jamás de ellos.

–Tal vez en verdad tienen carencias; o una familia desestructurada y ése es su refugio.

–Todos tenemos problemas y, de acuerdo, a algunas personas les falta fuerza para afrontarlos pero, lo peor, es que al final, ni siquiera sienten placer porque el viaje cada vez es más corto. Por eso necesitan siempre más. Y te diré que, entonces, los que consumían drogas solían ser de estratos efectivamente muy humildes y/o conflictivos, pero prueba de que cualquier droga es una perfecta excusa para no enfrentarse a uno mismo, es que ahora encuentras dependencias en todos los segmentos sociales. Sobre todo cocaína, que genera conflictos de todo tipo en el seno de familias que antes estaban avenidas.

Entretanto Laura hizo un máster de Gestión y Administración de Enfermería para ser supervisora. Aspiraba a introducir cambios olvidando que pertenecía a una gran estructura y, por tanto, a una dirección general. Acatando las jerarquías, Laura se puso como reto unir los intereses de la dirección, los de las enfermeras y, obviamente, los de los pacientes, su principal objetivo.

–Sin embargo, te aleja del trato cotidiano con éstos.

–Sí, y lo echo de menos. Pero al final, con la visión global que te proporciona ser supervisora, si consigues aunar intereses tan distintos y que enfermeras y auxiliares trabajen en equipo –por más que tengan personalidades opuestas y, por tanto, a veces enfrentadas– a favor de que el paciente reciba la mejor atención (lo que llamo «excelencia en los cuidados»), sigo al servicio del paciente, que es el que me interesa. Y, además, entro constantemente en las habitaciones; nunca estoy lejos del enfermo si detecto un problema y participo de las reuniones del equipo médico con las enfermeras y, alguna vez, también paso visita con los médicos. Es cierto que mis nuevas obligaciones me impiden tener el contacto que antes tenía con el paciente, pero puedo aportar soluciones que revierten en la calidad con la que es atendido.

–¿Cuál es el mayor problema con el que te encuentras como supervisora?

–El factor humano de mi propio equipo. Con frecuencia me encuentro haciendo de mediadora para que todos asuman sus responsabilidades a nivel de grupo y para que no lleven los problemas profesionales al campo personal. No nos sobra tiempo: estamos sometidos a una enorme presión por el propio volumen de trabajo o por alguna queja de familiares, que casi siempre están impacientes. Pues todo ello, no lo podemos llevar al terreno personal porque trabajamos con personas que están muy desprotegidas porque así se siente el paciente: desprotegido por su propia condición de enfermo. El resto de mis competencias, es todo lo que se refiere a intendencia: material, almacén, planificación mensual de turnos, planificación de cursos, detectar necesidades… La supervisora es el nexo que agrupa el estamento médico, la Enfermería, la familia y, por supuesto, el paciente. Otro grupo de trabajo que ahora colabora con nosotros son los mediadores culturales para los inmigrantes; ellos nos ayudan a respetar sus costumbres, indispensable para cualquier paciente, como te decía antes, de por sí, débil.

–Tras siete años como supervisora, en los que has estado en unidades tan diversas, ¿tu próximo reto es otra planta u otro escalafón?

–Aún tengo un largo camino como supervisora pero, sí, aspiro a mayores competencias porque creo que podré organizar algo más, de acuerdo con la política de los centros.

–Antes de empezar esta charla, iba pensando en las series de televisión. ¿Crees que reflejan la vida de una planta de hospital?

–La verdad es que no las veo, más bien las rehúyo. Pero alguna he visto, claro, y veo a las enfermeras hacer técnicas y ser meros ayudantes de los médicos, a los que además atribuyen la ayuda humana al paciente cuando en realidad eso, justamente, quien más lo hace es la enfermera, que es la que pasa más tiempo con el enfermo y su familia. No, no me gustan; es más, creo que son negativas porque no reflejan la realidad y porque no dan a la enfermera el valor que tiene.

Florence Nightingale (1820-1910), madre de la Enfermería moderna y fundadora de las escuelas de enfermeras profesionales, definía «enfermedad» como el camino que utiliza la naturaleza para desembarazarse de los efectos o condiciones que han interferido en la salud y que la Enfermería era ayudar al paciente que sufre una enfermedad a vivir, así como poner o mantener el organismo del niño sano o del adulto en un estado tal que no padezca enfermedad, señalando que la Enfermería cumple funciones independientes.

9. Hasta el último aliento: Cuidados Paliativos

La muerte forma parte de la vida; es la culminación de la vida, sin embargo, apenas se habla del hecho más trascendental de una existencia y, por ello, no se nos prepara, no se nos educa para aceptarla. Pero ésa sería otra reflexión y en este capítulo quien habla es una enfermera de Cuidados Paliativos con quien hablé tres horas, tras las cuales verifiqué, una vez más, que vivimos como somos. Por ello, Assumpta Tries, de talante vivo y alegre, cuida con profunda humanidad y gozo a «los que se van», como ella misma dice, sin pronunciar apenas alguna vez «se mueren». Y nos cuenta que, aunque el enfermo terminal teme qué hay al otro lado, porque nadie ha regresado para contarlo, si deja zanjados los duelos que tenía pendientes y los afectos malogrados, se va en paz y tranquilo. Y tampoco sufrirá físicamente porque ahora las Unidades de Cuidados Paliativos atenuarán los síntomas físicos y su sufrimiento, también emocionalmente, al tiempo que apoyan a la familia, sea en un hospital o en el domicilio. Assumpta los atiende en sus domicilios. Acabada su entrevista, salí a la calle fijándome en cómo brillaban las aceras tras una tarde de lluvia. Porque cada instante de vida es único, algo que con frecuencia olvidamos.

Assumpta Tries (Barcelona, 1947) tiene un aspecto formal, muy formal en el atuendo y los modos. Pero ella no lo es nada. Cuando acabó el bachillerato, Assumpta decidió estudiar artes plásticas, en las que se especializó en esmalte y cerámica, para lo que montó un pequeño taller. Pero un par de años más tarde, de repente, decidió que quería una profesión distinta que le permitiera viajar y conocer otras culturas. Fue entonces cuando pensó en estudiar Enfermería, porque le permitiría trabajar en el Tercer Mundo. Así empezó sus estudios en la Escuela de Enfermería del Hospital Militar, que dirigía el Dr. Manresa (Barcelona, 1907-2002), médico de gran prestigio. Y, nada más empezar, le gustó muchísimo. Por un camino bien extraño había dado con su vocación. Ningún problema, ninguna aprensión en las prácticas, donde su único susto fue en segundo curso cuando, en una operación, le entregaron el trozo de pierna que acababan de amputar.

–No me desmayé, tampoco fue aprensión, fue el impacto físico. Transcurridos tantos años, no lo he olvidado. Pero toda la carrera fue una etapa fantástica en cualquier sentido, aunque yo seguía con mi idea de viajar. Entonces, con una compañera, decidimos sacarnos el título internacional de Enfermería, para lo que escribimos al Hospital Cantonal de Ginebra, que andaba escaso de personal. Nos contestaron enseguida diciéndonos que podíamos empezar a trabajar con ellos en cuanto acabáramos el curso, para lo que nos faltaba un mes. En junio obtuvimos la titulación y en julio, con todos los papeles arreglados, nos fuimos a Ginebra, donde para obtener la titulación tendríamos que estar tres años.

—Perdona, ¿hablabais francés?

—Un francés horrible, el que entonces se enseñaba en los colegios en España. Pero yo tuve mucha suerte porque me tocó la Unidad de Neonatos, que son los únicos que no hablan. Pero, claro, lo fui aprendiendo con los compañeros, que no es lo mismo que si me hubiera tocado cualquier otra área del hospital. Pero, lo que más me impresionó, fue la disciplina, el rigor, la puntualidad, el orden y el respeto por la responsabilidad de cada especialidad. Y el material desechable: piensa que en España todavía hervíamos todo para volver a utilizarlo.

—¿Y el ambiente? Los suizos son muy rígidos…

—Y muy abiertos y liberales. Aquello era Europa y no la España cerrada de la posguerra. Vivíamos en apartamentos, conocimos gentes de otros países… De verdad, me sentí muy libre. En nuestras horas de asueto entrábamos y salíamos a nuestro aire, viajábamos en autoestop y jamás tuvimos ningún percance. Fue una gran experiencia, tanto era así que mi compañera y yo hacíamos planes sobre los países a los que iríamos a trabajar; y me llegó alguna oferta pero, al cabo de un año…

En este punto, adiviné lo que había pasado. La hipervital Assumpta se había enamorado. Y las mujeres, sobre todo de esta generación, funcionaban así. En este momento, Assumpta hubiera completado los cuatro años que necesitaba para obtener la titulación; tal vez hubiera sido su novio el que, para estar cerca de ella, se hubiera buscado la vida en Ginebra; o, simplemente, hubieran utilizado a diario el Skype y los vuelos *low cost* tanto como les hubiera sido posible, pero entonces...

—Es que fue algo muy raro e imprevisto. Era un amigo de hacía años que vino a verme durante el puente de la Mercè. Así, sin más. Y como amigos, nos fuimos a pasar dos días a Saint Moritz, pero ahí decidimos que nos casaríamos un año más tarde, en la siguiente Mercè. Sí, me enamoré de repente y paré la aventura en la que me había metido, de manera que un mes más tarde regresé a Barcelona.

—¿Lo dejaste todo?

—Dejé el hospital de Ginebra y los estudios, claro, lo cual no quiere decir que abandonara mi trabajo. Enseguida empecé a trabajar en el sanatorio de la Merced donde, bajo la dirección del Dr. Manresa, trataban a enfermos respiratorios sin recursos económicos. Y, justo cuando yo empecé, montaron una unidad pionera de Cuidados Intensivos para este tipo de enfermos: enfisemas pulmonares, tuberculosis y cáncer de pulmón, esencialmente, porque además esta unidad solo tenía cuatro camas. Las enfermeras contratadas recibimos cursos en Lyon y Marsella porque en España no existía nada parecido. Pero las mejores lecciones las recibí del Dr. Manresa. Fue un médico excepcional no solo por sus conocimientos, sino porque tenía la inteligencia de saber trabajar en equipo de forma que, lo primero que hacía antes de visitar a los enfermos, era hablar con las enfermeras porque sabía que quien mejor le podía decir cómo estaba cada paciente, física y anímicamente, éramos nosotras porque pasábamos más horas con ellos. Y también se ocupaba de la familia de la forma más próxima y cercana que puedas imaginar. El Dr. Manresa fue el mejor maestro que nadie pueda tener. Desde entonces, siempre recuerdo su consigna: «Lo más importante de la profesión de enfermera es tomarse en serio al paciente», decía. Y yo nunca lo he olvidado.

Pero Assumpta y su marido querían tener hijos. Nada menos que tres o cuatro, se propusieron, y Assumpta dejó de trabajar cuando se quedó embarazada de su primer hijo y ya no volvió al ejercicio de la Enfermería hasta que el cuarto tuvo dos años. Assumpta no sabe qué haría de haberse encontrado ahora en esta situación, pero da por buenos los años que dedicó al cuidado de la casa y los hijos. Ya era mucho tener un marido que nunca se opuso a su trabajo; que jamás le reprochó los turnos y las guardias. Hacer de madre unos años le pareció justo para la tranquilidad de su matrimonio y necesario para sus hijos. Cuando llegó el momento de volver a trabajar, fue a hablar al Centro de Asistencia Primaria de Montornès del Vallès, un pueblo cercano a Barcelona en el que reside.

Empezó haciendo una sustitución y llegó a ser la responsable de Enfermería del centro durante cuatro años, tras los cuales, en 1991, se enteró de que en Cataluña querían montar un PADES (Programa de Atención Domiciliaria y Equipos de Soporte, equipos especializados en atención sociosanitaria a domicilio).

—Me presenté porque me interesó enseguida. Pensé que era un campo desconocido en el que aprendería mucho.

—Aprender a ayudar a morir.

—Sí, debo tener una carencia que la compenso asistiendo en el momento más difícil de la vida. El caso es que me cogieron y pasé a formar parte de un equipo constituido por un médico, un asistente social y tres enfermeras que teníamos que definir los circuitos y la logística de trabajo, para lo que nos dieron total libertad y costeándonos la formación. El mejor aprendizaje nos lo dieron en el Hospital de la Santa Creu de Vic, de la mano del Dr. Xavier Gómez Batista. El trabajo que se hizo en este hospital llegó a tener repercusión internacional hasta el punto de que organizaron el primer congreso de cuidados paliativos, al que asistieron médicos de todo el mundo y la ciudad quedó desbordada por el acontecimiento. Fue realmente apasionante y, cuando acabó el curso, habíamos aprendido, aunque te diré que lo sigo haciendo cada día porque quien más te enseña es el enfermo, porque te dice lo que necesita. Digan lo que digan, todos saben cómo se sienten.

—¿Saben que se van a morir? ¿Lo admiten?

–Siempre está el instinto de supervivencia, pero claro que lo saben y, en general, lo aceptan aunque delante de la familia a veces disimulen. Además, salvo en algún caso en que el enfermo no tiene suficiente conciencia o que la familia no quiera, la sedación se hace con el consentimiento del enfermo. Lo cual no quiere decir que no sientan miedo: tienen que pasar por un túnel y no saben a qué cogerse. Y temen sufrir, pero para eso están los equipos, tanto para la parte física como la emocional, no menos importante. Es importante irse con esos deberes hechos porque entonces se entiende la muerte como una dimensión más de la persona; como una trascendencia de la vida. Comprenden que no todo acaba sino que, todo eso que tú has dado y has sido, se queda aquí. Entendido esto, automáticamente, hacen un repaso de su vida. Con frecuencia te dicen «lo he hecho todo por los míos y ellos están aquí», y con eso tienen bastante. El que tiene menos apego a las cosas y más a los seres queridos, se va más tranquilo.

–Nunca dices «se muere»…

–No. Es que se va, aunque sea su último viaje.

–Como lo explicas, casi parece un tránsito fácil. No me imagino a una persona joven admitiendo su muerte.

–A los jóvenes les cuesta más, es lógico. Se van reconciliados con su entorno pero enfadados con la vida, preguntándose muchas veces por qué, con todo lo que aún podían hacer. Tuvimos a un enfermo de cuarenta y ocho años a quien nada lo reconfortaba. Ni siquiera tenía especial interés en que fuera a verlo su hijo, y menos su ex mujer. Le pregunté tantas veces si no quería ver a alguien en especial, que al final, él, que no era creyente, acabó diciéndome el nombre de un sacerdote al que había conocido siendo niño: el padre Juan. Fui a buscarlo y hubo suerte porque lo encontré enseguida y, hasta que se murió, vino cada día y estaba a su lado cuando se fue. No sé de qué hablaron esos días pero sé que le ayudó porque al final vinieron todos: su hijo, por supuesto, pero también su ex mujer y algunos amigos muy queridos. Es importante despedirse y, al final, él lo hizo. Otros prefieren vivir a tope hasta el último momento. Como una chica de cuarenta y tres que se fue de crucero en silla de ruedas y con oxígeno. La acompañó su mejor amiga, que no se sintió capaz de negarle nada. El médico decía «se morirá» y a ella eso es lo que menos le importaba porque ya sabía que se moría; pues mejor cumpliendo su último deseo. Apenas llegué a conocerla bien porque contaba muy poco de ella misma, pero debió de ser una persona muy especial y también valiente. Sé que el último día de viaje acabaron yendo a la misa que hace el Papa en la plaza de San Pedro y, como iba en silla de ruedas, la dejaron pasar hasta la primera fila. Otra que no era religiosa. Cuando volvió, porque no se murió como el médico temía, se despidió de toda su familia: de su hija; de su madre, con la que vivía; del marido de ésta, y de sus amigos, agradeciéndoles a todos su compañía. Hay mucha profundidad en las personas, solo que la vida es tan difícil que no siempre la dejamos ver.

—Escuchándote, la muerte no me parece tan temible y además yo, como esa chica, también escogería morir viviendo. La entiendo muy bien.

—Pues hubo otra, enferma de sida, que antes de morir a los treinta años, su novio, que era gitano, la llevó en brazos a ver el Museo Dalí de Figueres porque ése era su último deseo. El día antes también la había acompañado al notario para dejar todo lo de su hija arreglado. Al final, sus padres, que nunca habían querido ver al novio porque ellos no eran gitanos, lo aceptaron al ver cómo se había portado con su hija, porque lo cierto es que nunca la dejó sola. Era un tipo muy cabal y muy gracioso. Llevaba una camiseta que ponía «Soy gitano». Aún lo recuerdo a su lado y estuvo hasta el último momento. Ése también fue un buen final.

—¿Cuál es malo? Emocionalmente, me refiero.

—Los que no pueden despedirse, porque necesitan sentirse queridos, reconciliados con la vida y perdonados. Y nadie mejor que la familia o la pareja para ayudarles en todo lo que puedan, lo que también les ayudará a ellos a llevar mejor su duelo. Otra situación que suele ser muy difícil, es cuando se trata de una pareja que se lleva mal porque, al que se va, le da mucha rabia depender del otro. Aunque quizá no se entienda, es más fácil cuidar que dejarse cuidar.

—También lo entiendo. Cuidar puede ser muy gratificante. Sin embargo, tener un enfermo terminal en casa, ¿no es una sobrecarga para la familia?

—Es un doble esfuerzo en cualquier sentido, pero así respetan la voluntad del enfermo, que es quien decide dónde quiere morir, aunque a veces no se puede cumplir este deseo y también hay que entenderlo. Lo más importante es ayudar a los que se van a que no pierdan las ganas de ser ellos mismos hasta el final, por ello nuestro trabajo también es ayudarles a encontrar la fuerza individual de cada enfermo, que es el protagonista del final de su vida. Es una labor tan compleja y ardua querer acompañar, que no la podemos llevar a cabo nosotras solas: al lado del enfermo también están el médico, el asistente social y el psicólogo.

Una vez al mes, todo el equipo de Cuidados Paliativos se reúne con una psicóloga que les ayuda a soportar la carga emocional de su trabajo y a no responsabilizarse de todo, sino a reconciliarse con lo que han hecho y, tal vez, sin lograrlo. Una terapia necesaria justamente para no endurecerse.

—Es muy difícil tomar distancia y tampoco es bueno llevarte a tu casa lo que vives cada día. Pero algunas veces sí me los llevo: personas que se parecen a alguien a quien quieres; alguno por cómo es, por lo que te cuenta, por sus recuerdos… Yo tengo tendencia a contárselo a mi marido y él lo aguanta. ¿Sabes?, es importante lo que tenemos detrás, aquello que nos aguanta. La profesión te ayuda a vivir tu vida y la vida te ha de ayudar en tu trabajo. Pero este trabajo te obliga a replantearte la vida y hay parejas que no lo soportan, porque es un crecimiento que tú vas haciendo poco a poco y, a veces, la pareja no te sigue. Yo he sido muy, muy afortunada con la mía en todo. Nos queremos tanto, nos damos una vida tan llena, que tememos el día que uno falte.

—Llevamos rato hablando de que la muerte puede ser un momento excepcional, si te despides bien, y ahora no solo me lo dices, sino que veo en tu mirada tu impotencia ante la idea de perder a tu marido.

—Es que, cuantos más años pasan, más nos queremos. Demasiado incluso. Soy muy afortunada por ello y porque mi marido me ha ayudado a llevar a cabo mi trabajo pese a toda la dureza que comporta. Pero también te digo que, pese a esa dureza, merece la pena.

—Ya falta poco para tu jubilación; hay a quien no le gusta dejar de llevar una vida activa. ¿Es tu caso?

—No, pero es por mi marido, para estar juntos todo lo que podamos. Espero terminar mi carrera pensando que he hecho bien mi trabajo porque quiero mucho esta profesión y porque, si nadie se merece una enfermera desgastada, menos aún cuando tiene que irse. A veces ese instante es más importante que toda una vida.

—Por todo lo que hemos hablado, ¿para morir bien es necesario, por tanto, vivir de una forma consciente, dejarte calar por la vida?

—Cualquier cosa puede ayudarnos a madurar. Cuando pienso que no hemos sido capaces de madurar el verdadero sentido de la religión-espiritualidad; cuando veo a personas temiendo que llegue su juicio final, ignorando que si Dios existe, como Padre nos lo perdonará todo, siento una pena infinita. Créeme si te digo que quien ha aprendido, quien entiende y quiere lo que ha vivido, se irá bien. Yo he visto a familias que han estado muy enfrentadas, reconciliarse en la muerte. Y no es tarde porque es un consuelo que el paciente necesita.

—Aun así, todos morimos solos.

—Sí, en el último momento, el que se va, está solo y quiere estarlo. Son aquellos preciosos versos de Miquel Martí i Pol:

De tant en tant la mort i jo som u,
mengem el pa de la mateixa llesca,
bevem el vi de la mateixa copa
i compartim amicalment les hores
sense dir res, llegint el mateix llibre.

De tant en tant la mort, la meva mort,
se'm fa present quan sóc tot sol a casa.
Aleshores parlem tranquil·lament
del que passa pel món i de les noies
que ja no puc haver. Tranquil·lament
parlem la mort i jo d'aquestes coses.

De tant en tant, només de tant en tant,
és la mort la que escriu els meus poemes

i me'ls llegeix, mentre jo faig de mort
i l'escolto en silenci, que és tal com
vull que escolti la mort quan jo llegeixo.

De tant en tant la mort i jo som u,
la meva mort i jo som u, i el temps
s'esfulla lentament i el compartim,
la mort i jo, sense fer escarafalls,
dignament, que diríem per entendre'ns.

Després les coses tornen al seu lloc
*i cadascú reprèn la seva via.**

---

* De cuando en cuando la muerte y yo somos uno, / comemos el pan de la misma rebanada, / bebemos el vino de la misma copa / y compartimos amigablemente las horas / sin decir nada, leyendo el mismo libro. / De cuando en cuando la muerte, mi muerte, / se me hace presente cuando estoy solo en casa. / Entonces hablamos tranquilamente / de lo que pasa en el mundo y de las chicas / que ya no puedo tener. Tranquilamente / hablamos la muerte y yo de estas cosas. / De cuando en cuando, solo de cuando en cuando, / es la muerte la que escribe mis poemas / y me los lee, mientras yo hago de muerto / y la oigo en silencio, que es como / quiero que escuche la muerte cuando yo leo. / De cuando en cuando la muerte y yo somos uno, / mi muerte y yo somos uno, y el tiempo / se deshoja lentamente y lo compartimos, / la muerte y yo, sin hacer aspavientos, / dignamente, que diríamos para entendernos. / Después las cosas vuelven a su sitio / y cada uno retoma su senda.

10. Atención Primaria, ayuda indispensable y multidisciplinar a pie de calle

Un segmento de la sociedad es claramente urbanita porque la ciudad le ofrece todos los servicios y en todas las áreas con la más alta tecnología. Este mismo segmento, cuando llega el verano, disfruta de unos días al aire libre, sea en la playa, en el campo o la montaña mientras prepara su vuelta a la ciudad mirando todo lo que ésta le ofrecerá a su regreso. Otro segmento, obligado por su trabajo, vive en la urbe suspirando por retirarse a un pequeño pueblo cuando llegue su tiempo de jubilación. Otros, directamente lo hacen siendo jóvenes: buscan una forma de ganarse la vida sin la presión, sin la tensión y sin la polución de una ciudad porque prefieren tener calidad de vida. Para cada cual, esta calidad es subjetiva porque depende de sus prioridades. De lo que no cabe ni la menor duda es de que el medio ambiente no estará polucionado y el estrés no será frecuente porque el tiempo discurre apaciblemente. Pero todo ello no garantiza a nadie que no pueda tener un grave accidente o que contraiga una enfermedad que precise atención hospitalaria. Entonces la vida es mucho más difícil y costosa porque el Centro de Atención Primaria al que había recurrido toda su vida, y que formaba parte de su paisaje cotidiano y muy familiar, no puede atender todas sus necesidades.

La conversación con Silvia Garrido (Lleida, 1974), enfermera en el Centro de Atención Primaria de El Pont de Suert, un pequeño pueblo del Pirineo, discurrió casi idílica hasta que le pregunté con qué recursos contaba en caso de gravedad. Pero vayamos por pasos y dejemos que sea Silvia quien nos cuente su quehacer.

A Silvia le gustaba el área de ciencias y había valorado ser veterinaria o dentista, nunca enfermera... Entretanto, a los quince años se hizo voluntaria de Cruz Roja porque le gustaba ayudar y la cooperación. Eso sí lo tenía claro. Al terminar COU, se decidió por Veterinaria, pero la nota de corte no le alcanzaba y entonces empezó Enfermería, carrera en la que se sintió muy bien enseguida.

–Sí, pero en prácticas tuve un buen susto: un día le estaba dando un yogur a un anciano y de pronto se me quedó mirando fijamente y dejó de tragar. Y yo no entendía qué estaba pasando, así que llamé al timbre, entonces vino la enfermera y me dijo que había muerto. No sabes cómo lloré, no podía parar, pero no porque me impresionara la muerte, sino porque se me murió a mí sin que yo pudiera hacer nada. Lloraba tanto que me mandaron a casa. Era viernes y el lunes volví completamente recuperada. Las prácticas que me encantaron fueron las de segundo curso, en un Centro de Atención Primaria. En una planta, los pacientes son rotativos, en un centro, no: aunque no vengan cada semana, los vas viendo, te explican su vida, todo es más próximo y, sobre todo, puedes hacer educación de la salud: que cambien de hábitos, que sigan una dieta, que hagan ejercicio, todo lo que puede contribuir a mejorar su calidad de vida. Sin embargo, al acabar estas prácticas en el centro, la enfermera me dijo que lo había hecho muy bien pero que para lo que yo servía era para un hospital; que yo era demasiado dinámica para Atención Primaria, como si presintiera que me había aburrido cuando era justo al revés, porque entonces ya supe que me gustaba ser enfermera de Atención Primaria. Y lo sabía con conocimiento de causa porque también hice prácticas en varias plantas de un hospital y, pese a que las curas de Cirugía me gustaron mucho, me gustaba la relación más cercana que antes te decía.

—Así que, salvo ese paciente que murió cuando apenas tú empezabas tus primeras prácticas, nunca te impresionó ninguna técnica ni ningún área más que otra.

—No, si es que me gustaban todas. Mira, yo no era buena estudiante pero, como las prácticas me las evaluaban muy bien porque todo me gustaba, me titulé sin problemas. En cambio recuerdo a un chico que tenía notas muy brillantes pero, como siempre suspendía prácticas, al final, tuvo que dejar la carrera.

En el tercer y último curso, para Silvia las prácticas más importantes fueron las que hizo en Neonatos del Hospital Sant Joan de Déu de Barcelona; tanto fue así que asegura que, cuando acabaron, lloró.

—Es que es una unidad maravillosa, incluso cuando hay complicaciones, sea porque son niños prematuros o porque han nacido con complicaciones. Como uno que nació seropositivo y del que literalmente me enamoré porque era precioso. ¿Miedo al contagio?, pues no. Hay que ser más cuidadoso, eso es todo. Los neonatos, sean cuales sean sus condiciones, para mí, son pequeños seres extraordinarios. Me sentía tan feliz ahí que pensé en ser comadrona. Así que, un día, le pedí a la enfermera que me dejara estar en un parto y cuando nació la niña, porque era una niña, me dio un subidón y llamé corriendo a mi madre: «¡Ha sido una niña!», le dije como una locatis y la pobre no sabía qué decirme porque no conocía a la madre. Yo tampoco, pero ver un nacimiento, ¡es tan bonito! Luego pasé a lactantes y me involucré cuanto pude en fomentar la lactancia materna. Dar el pecho es importante en muchos sentidos, no solo porque la leche materna es mejor nutrición, sino porque la madre crea vínculos con el hijo. También hay estudios que indican que estos niños se muestran más activos y estimulados.

—En cualquier caso, ambas prácticas entiendo que deben ser muy gratificantes y, en general, sin traumas. No todas las unidades son así.

—Claro, pero ya te he dicho que a mí me gustaban todas, así que cuando luego fui a Oncología y Sida en el área donde se hacían tratamientos citostáticos, donde había enfermos que lo pasaban realmente muy mal, a mí también me gustó pese a que la circunstancia de estos pacientes conllevaba sufrimiento, físico y moral. Atender tanto a los enfermos de cáncer como a los afectados por el VIH que, en aquel momento, todavía se morían casi todos, también fue gratificante. Recuerdo a una enferma que me daba mucha pena, entre otras cosas porque siempre venía sola; me decía que no tomara drogas y yo la escuchaba sobre todo para que se sintiera menos sola y porque me caía muy, muy bien. Luego, por supuesto, pienso que hay que saber desconectar, no llevarte el enfermo a casa. Yo podía; y también pude cuando hice prácticas en UCI.

Cuantas enfermeras he ido entrevistando, han podido con todo. Y pienso que yo he podido hablar con ellas con empatía y comprensión, explicaran lo que me explicaran. Salvo Salud Mental hasta que puse un pie en el centro: en ese momento, toda la ternura que con frecuencia la vida te obliga a contener, afloró sin problemas. Pero, hasta hablar con Silvia, el recuerdo de esta barrera que creí que nunca podría superar, me abatió con frecuencia. Silvia y su suspenso en Salud Mental. Silvia, que podía con todo y que, al final, también pudo hasta hacer un trabajo sobre la anorexia que fue calificado con un 9,5. Luego acabó la carrera y estudió para acceder a la especialización de Comadrona. De nuevo un pequeño tropiezo porque suspendió pero, en lugar de insistir, pensó que había llegado el momento de decidir qué quería hacer con su vida.

–Llevaba tres años viviendo en la ciudad, lejos de mi familia y también de mi novio. Nos conocíamos desde niños, siempre habíamos estado juntos hasta que empecé a estudiar y no podía escoger sin tener en cuenta esta realidad. Es cierto que también añoraba la vida en la montaña pero, en esta decisión, también estuvo él. Entonces dejé atrás ser comadrona y me presenté en el Centro de Atención Primaria de El Pont de Suert, mi pueblo. Al principio solo hacía suplencias y compaginaba mi trabajo de enfermera con el de monitora de esquí, porque lo que también tenía claro era que nunca renunciaría a mi independencia económica. Pasado un tiempo, supe que la Cruz Roja buscaba técnicos sanitarios y, como yo era enfermera, me cogieron enseguida. Estuve cuatro años haciendo trabajos de Enfermería pero no hacía currículo; lo que sí pude hacer fueron cursillos de socorrismo que me permitieron hacer mucha docencia. Y también iba una vez a la semana al Centro de Atención Primaria, donde me ocupaba de las analíticas. La verdad es que hacía de todo; hay que hacerlo si quieres que cuenten contigo. Y lo hicieron: entré en Atención Primaria como suplente; luego hice guardias fijas… Todo iba bien hasta que perdí a mi primera hija recién nacida. Fue muy traumático pero me volví a quedar embarazada enseguida y decidí volver a trabajar justo cuando el centro sacaba una nueva plaza de enfermera de Pediatría: desde neonatos hasta los catorce años. Me llamaron para que me presentara y me la dieron. Le debo mucho a la enfermera del centro porque siempre me ayudó mucho como profesional y persona. Luego nació mi primer hijo y mi vida y mi trabajo tenían todo el sentido que tanto había deseado. Porque a otra persona a quien le debo toda la ayuda del mundo es a mi marido, quien incluso, cuando yo iba a Lleida a hacer un curso, me traía el niño para que le diera el pecho: una hora y media de ida, y lo mismo de vuelta. Tres horas de viaje para que yo mejorara mi preparación.

—Y a partir de ese momento, tu trabajo ha ido en paralelo consonante con tu vida. Pero, dime: qué diferencia crees que hay entre trabajar en un Centro de Atención Primaria en una gran ciudad al de una zona rural. ¿Todo son ventajas?

—Sí, porque como a mí me gusta conocer a las personas y seguir su día a día, son personas que me tienen cariño y confianza y eso, en una gran ciudad, es imposible, en cambio en un pueblo te consultan hasta en el súper y eso está bien; a mí me parece más humano. Por otra parte, al mismo tiempo que empecé como enfermera de Pediatría, me hicieron adjunta de Enfermería, lo que me daba un tipo de responsabilidad distinta porque era de gestión. Recuerdo que empecé con mucho miedo pero ahí sigo con las dos competencias y ya han pasado seis años.

Pese a sus diversas cargas —tanto profesionales como personales—, más el hecho de vivir alejada de una ciudad, Silvia va siguiendo cuantos cursos le es posible hacer aunque ello le comporte desplazarse varios kilómetros diarios para poder practicar nuevas técnicas; en este momento está haciendo *on-line* el máster de Enfermera Escolar, con alguna práctica en Lleida y, para hacer los cursos de mayor envergadura, se queda algún tiempo en Barcelona, como cuando hizo el Programa Salud y Escuela, que es una consulta abierta con adolescentes de catorce a dieciséis años para potenciar la coordinación de centros docentes, los servicios educativos y los servicios sanitarios en acciones de promoción y prevención de la salud, relacionadas especialmente con la salud mental, la salud afectivo-sexual, el consumo de drogas, alcohol y tabaco, así como los trastornos relacionados con la alimentación. Al terminar este programa, Silvia se preguntó cómo podría una gran ciudad llevarlo a cabo si nadie se conocía. ¿Qué adolescente podía preguntar nada a una desconocida?

—Pues me equivoqué porque donde resultó difícil fue en el pueblo justamente porque ahí todos nos conocemos. Hasta que, al final de curso, vino a verme un chico de dieciséis años. Fue valiente porque nos conocíamos, pero cuando comprobó que podía hablar conmigo de sexo y droga, y que yo no lo comentaba con nadie, debió de decírselo a sus amigos porque el curso siguiente empezaron a venir otros, incluso juntos. La excusa era el papiloma pero el tema final era el sexo. Ahora empiezan muy pronto, a los catorce años. Imagínate. Se pierden etapas, se las saltan. ¿Y sabes lo que más me piden? La píldora del día después. Pero es el momento en el que yo puedo hacer educación porque no deja de ser asombroso que solo les preocupe el embarazo «porque es mi novio» y que, en cambio, no tengan ningún reparo y miedo a las enfermedades de transmisión sexual. En esta nula valoración, también está que la familia olvida que la educación más profunda se la tienen que proporcionar los padres, pero éstos creen que es responsabilidad del colegio.

–¿Y como prevención, incluso para todo, no utilizan condones?

–No, prefieren las pastillas y lo hacen por sus parejas. Los chicos siempre ganan, por decirlo de alguna manera. En Austria, se vacunan contra el papiloma tanto los chicos como las chicas. En España esta vacuna solo existe para ellas.

Hasta este momento, la lectura que ha podido hacer cualquiera, es que la opción de Silvia como enfermera rural era óptima, tanto por la calidad de vida de la que disfruta en un pequeño pueblo, como por la calidad humana. Pero mientras hablaba con ella, yo pensaba en algún gran accidente o en algún vecino que contrajera una grave enfermedad. ¿Hasta dónde llegaba la capacidad de dar respuesta a una circunstancia grave desde un pueblo de montaña cuyo centro hospitalario más próximo es un pequeño centro comarcal a tres cuartos de hora en coche, si no hay tempestad, y solo preparado para atender los primeros auxilios y, en cualquier caso, ningún tratamiento? Y mientras pensaba en esto, se desvanecían mis propios sueños de alejarme de la ciudad cuando me llegara la vejez. ¿O acaso no pocos no soñamos con vivir nuestros últimos días en un entorno más amable, más familiar, más cerca de la tierra y el sol?

−Silvia, cuanto me has contado hasta ahora, me ha producido casi envidia: vives en la montaña en la que querías vivir; tienes a toda tu familia cerca, a la que puedes dedicar mucho más tiempo que si vivieras en una gran ciudad; trabajas en lo que te gusta y en Asistencia Primaria como deseabas; te casaste con tu pareja de toda la vida, que no solo no te pone trabas, sino que ayuda en tu labor; has tenido dos hijos; los pacientes son tus vecinos desde que naciste; los puedes atender solo cruzando la calle. La pregunta es: ¿Los puedes atender completamente?; ¿hasta dónde puede llegar la asistencia ante una situación grave, sea por accidente o enfermedad?

−A mantener las constantes hasta que llegue una ambulancia y, en ocasiones, un helicóptero. Eso es todo.

−No es mucho. ¿Qué pasa cuando alguien precisa un largo tratamiento o tratamiento de por vida?

−Por supuesto, no tenemos hospital de día para tratamientos de cáncer... Y tampoco podemos poner vacunas para la alergia porque está prohibido al no tener un hospital cerca por si se produce una reacción... En cuanto a tratamientos largos, ahora mismo tenemos a un niño de ocho meses con un tipo de epilepsia que requiere una atención por la que sus padres tendrán que irse a vivir a una gran ciudad. Hace unos días, un enfermo de Salud Mental que padece un trastorno psicótico, no se había tomado la medicación y cuando lo trajeron al centro, destrozó cuanto encontró a su paso: material, instrumental... Obviamente yo había llamado a una ambulancia pero, como no llegaba, llamé a una concejal, quien a su vez llamó al alcalde y fue él quien hizo venir a un policía que nos ayudó hasta que llegó la ambulancia, que tardó cuatro horas en llegar. Y, hace unas semanas, se murió un hombre de un ictus cerebral porque el helicóptero no llegó hasta dos horas después de nuestra llamada; y, para colmo, mientras, su mujer y su hija se habían ido al hospital a esperarlo, donde lo pasaron fatal porque no llegaba. Al final solo pudimos avisarlas de su muerte. Nadie se da cuenta de las limitaciones que supone vivir en un pequeño pueblo alejado, ni siquiera el Servicio de Emergencias Médicas porque hay una gran desconexión y desconocimiento entre la realidad de la ciudad y lo que son minúsculas zonas rurales. A veces te piden que les des el nombre exacto de la calle y el número y, cuando les dices que el pueblo solo tiene una calle y sin nombre ni número, no lo entienden.

—¿Sabes cuántas personas hay deseando jubilarse para poder irse de la ciudad porque creen que en un pueblo tendrán mejor calidad de vida?

—Lo sé. Ahora mismo se acaba de instalar en un dúplex de El Pont de Suert un matrimonio de ochenta y tantos años. Pues no es el momento; es tarde. De hecho, aunque vivan en el pueblo, muchos tienen también un piso en Lleida porque ahí está el hospital. En los pueblos hay calidad de vida, humanidad, calor, más tiempo para nosotros y nuestras familias, pero tenemos que estar muy sanos.

Así acabó la conversación con Silvia. Me despidió en la estación; su marido e hijos la iban llamando a su teléfono móvil para recuperarla. Nos dimos un abrazo y yo regresé a Barcelona deseándole lo mejor: toda la salud del mundo. En el fondo del paisaje, la montaña resplandecía.

11. Por qué quiero ser enfermera

Tal vez no sea ésta la entrevista más larga. Hablamos de una estudiante de último curso de Enfermería y, por tanto, tras ella hay menos experiencia y menos historia e historias, pero no menos contenido porque Neus Prat (Girona, 1982) será sin ninguna duda la persona y enfermera que a cualquier ser humano le gustará tener en los peores momentos, porque ella los hará mejores. Y les digo todo esto pese a que llegó tarde a nuestro encuentro porque se perdió por el barrio; media hora de retraso en una persona de formación centroeuropea como yo, en verdad es mucho, pero luego empezamos y era imposible no rendirse a la humanidad de Neus, al encanto y entusiasmo de sus veintiocho años. A su deseo de servir. Pero también a su cabeza bien ordenada, con prioridades claras. Y la primera prioridad de Neus es cuidar a un ser humano.

De padre agricultor, Neus empezó a interesarse por el mundo de la salud a través de su madre, enfermera en una residencia geriátrica de Olot. Neus la escuchaba explicar lo que le iba pasando a uno u otro anciano y a ella le enternecían esas historias. Cuando acabó ESO, estudió Auxiliar de Enfermería, tiempo en el que hizo prácticas en Maternidad, luego con un dentista y, finalmente, en la residencia en la que trabajaba su madre donde, al acabar sus estudios, se quedó. Todo iba bien, disfrutaba con su trabajo, la vejez no le impresionaba ni tampoco la muerte, de forma que, cuando le llegó al primero de forma natural, en pleno sueño, la aceptó porque ya había aceptado que la muerte forma parte de la vida, lo cual no impidió que a Neus le afectara emocionalmente por aprecio hacia el ya difunto.

Unos años más tarde, con veintiséis, Neus quería hacer más cosas para las que necesitaba más preparación y conocimientos. Entonces se matriculó en la Escuela de Enfermería.

—Fue apasionante enseguida porque cuanto había hecho hasta aquel momento era muy básico; en cambio, estudiando Enfermería, inmediatamente cambió mi propia actuación: tuve que aprender las técnicas, la medicación y a tratar con el paciente en toda su dimensión.

—¿Dónde hiciste las primeras prácticas?

—En la planta de Oncología, que me gustó mucho.

—No es una planta en la que todo acabe siempre bien.

—No importa. ¿Sabes lo bonito que es poder ayudar a un ser humano en sus últimos momentos? ¿Acaso nacer no es importante? Pues morir, también. Incluso cuando se trata de una persona joven, aunque, en este caso, admito que te tienes que hacer fuerte para asistirlo de la mejor forma posible y, al tiempo, continuar con tu vida; llegar a tu casa y respirar. Y lo haces, pero lo llevas contigo.

—Tu pareja, ¿trabaja también en salud?

–No, qué va. Además es aprensivo y yo sé que cuando me escucha es porque sabe que para mí es muy importante pero no creo que le gusten mucho mis explicaciones.

–También hay personas a quienes no les gustan vuestras guardias, turnos, días festivos…

–Claro, y a mi pareja, tampoco. Él preferiría que trabajara en un Centro de Asistencia Primaria o en Ambulancias, donde los horarios y los días libres son concretos. Pero lo acepta porque sabe que a mí me gusta y que continuaré porque no hay nada mejor que cuidar personas y que no voy a supeditar un horario a esta realidad.

–Y el resto de las prácticas, ¿dónde las has hecho?

–Estuve en planta de Cardiología, donde aprendí muchísimo, pero a mí me gusta estar más tiempo con los pacientes, tener más contacto. Los pacientes de Cardiología, a veces, apenas están tres o cuatro días. Mira, otra planta que también me interesó mucho fue la de Medicina Interna-Infecciosos, porque además fue mi primer año de pinchar, de sondar… No es lo mismo, no, hacerlo en la escuela con un muñeco –que no habla ni se queja– que hacérselo a una persona que, además, nunca será igual que otra, aunque esté en las mismas condiciones.

–¿Qué tipo de infecciosos atendías?

–Meningitis, por ejemplo; pero también mucha tuberculosis. En este caso, en general, se trataba de norteafricanos y a mí me sabía mal porque por la enfermedad tenían que estar aislados y cuando tú entras, llevas tanta protección, que echas de menos el contacto físico.

–¡Qué susto! Por un momento he pensado que los tenían aislados por ser norteafricanos.

–¡No, qué va! ¿Sabes lo que me afectó y sorprendió? Comprender la falta de recursos de estos países.

–Bueno, el mundo no es precisamente igual para todos y, por ello, tampoco justo. Con eso tendrás que contar ahora que ya empiezas el último curso. ¿Sabes ya en qué ámbito te gustaría estar?

–Aún dudo. Cuando empecé me seguía interesando mucho la residencia geriátrica y, en concreto, la Salud Mental porque como auxiliar atendí a muchos con senilidad, esquizofrenia, Alzheimer… Me gustaban mucho. Los adoraba.

En la presentación de Neus, he explicado que esta futura enfermera no tardó en encantarme por su dulzura, por su determinación, por su deseo de servir. Que debe ser mucho para decir que adora a ancianos que además han perdido la mente. Pero justamente los que enternecen a Neus son las personas mayores y más si son dependientes; o si han perdido la cabeza u olvidado lo que fue su vida.

–No siempre son pacientes agradecidos y calmos. ¿Nunca tuviste ningún percance por el que llegaras a pensar en desistir?

–Es cierto que a veces se muestran agresivos, pero es lógico. Mira, por ejemplo, los que yo cuidaba eran muy cristianos y el mero hecho de sacarles la ropa, para ellos era una agresión y sí, intentan pegarte pero, con paciencia, tú tienes que explicarles por qué lo haces aun sabiendo que seguramente no te entenderán porque lo que sí perciben es una voz amable. Para mí, de verdad, es muy gratificante cuidar ancianos y los hubo que llegaron a la residencia sin haberse duchado durante un año. Bueno, pues entonces, yo contenía la respiración pero lo hacía. ¡Pobre gente! No se lavaban porque ellos solos ya no podían. He oído a mi madre contar historias de ancianos tantas veces, que nunca me extrañó nada. Lo que sí pasé una vez es un buen susto: la policía trajo a un hombre de unos sesenta años, no más; padecía un trastorno bipolar y se había perdido. Lo ingresamos y estando en la habitación con una compañera, sacó unas cuchillas de afeitar y nos encerró en aquel cuarto toda la noche porque estaba convencido de que alguien nos quería agredir. Hasta que no llegó la enfermera a las seis de la mañana no conseguimos salir. La verdad es que esto fue bastante duro porque, además, no pudimos cuidar del resto de los ancianos.

–¿Y ni así pensaste que en otras unidades podrías hacer tu trabajo tan bien como deseas, pero sin este tipo de riesgos?

–No, ni así. Cuidar siempre es gratificante, pero lo es mucho más con este tipo de enfermos. Mis compañeros me dicen que todavía no tome ninguna decisión, y los escucho porque tienen experiencia. Ahora mismo estoy en Urgencias y me gusta mucho porque ahí ves muchas especialidades, pero sobre todo porque en el hospital en el que estoy llegan muchas urgencias de Salud Mental.

—Volvemos a estar en el mismo punto.

—Claro, es que son enfermos que me interesan y aportan mucho. No sabes qué rabia me da darme cuenta de que apenas se habla de personas con trastornos mentales, como si fuera tabú. Y no, son personas, no bichos raros. Personas a las que soy útil.

—También lo serías en Maternidad, por ejemplo.

—Ya he estado y es una planta preciosa porque de por sí es una planta feliz. Los ancianos, en cambio, son el reverso de la moneda: tan dependientes como un niño pero sin camino de vuelta. Pues a mí me gusta recorrer este tramo con ellos. Piensa que muchos de ellos se tiran meses sin que nadie los vaya a ver. Los familiares suelen aparecer cuando saben que el paciente va a morir y, cuando por fin van a verlos, sin preocuparse por saber cómo está o si sufre, discuten por una herencia; o los ves que buscan dinero entre sus cosas o cualquier cosa de valor cuando con frecuencia no tienen nada. Es horrible porque el anciano está ahí y no es imposible que se dé cuenta. Cuando pasa esto, llego a mi casa muy enfadada porque tú los quieres y soy demasiado joven para aceptar que las cosas sean así. Solo me compensa porque, aun así, el tiempo que he pasado con estos ancianos ha sido muy gratificante.

Dentro de tres semanas, Neus empezará el último curso de Enfermería. Cuando acabe tendrá bastantes probabilidades de poder escoger la unidad en la que desee trabajar porque con su promoción acaba la carrera tal y como estaba cualificada como Diplomatura. Los próximos estudiantes de Enfermería serán graduados, pero tendrán que cursar un año más. Lo que hará que durante este año la bolsa de trabajo ofrezca más oportunidades. Durante toda la conversación, Neus no ha dejado de mencionar cuánto le gusta cuidar a ancianos, pero aún le queda un año en el que experimentará en otros ámbitos, en el que hablará con nuevos compañeros y maestros… Un curso, hasta un hecho, puede cambiar una decisión que crees muy sólida.

–Efectivamente un año pasa rápido, pero también pasan muchas cosas. Lo que sí sé es que estoy muy contenta con mi elección profesional, pese a que también soy consciente de que tendré que aprender a no llevar a mi casa lo que les va pasando a los enfermos que cuido, algo que por ahora no puedo evitar. Incluso por teléfono, sobre todo con mi madre, con quien comparto esta vida excepcional. ¿Sabes?, yo no podría vivir sin ser enfermera.

Epílogo

Cerrada la última página, he de reconocer que la lectura de *Ser enfermera* me ha provocado nuevas reflexiones. Ignoro si ello es debido al tiempo transcurrido o simplemente al olvido de lo que son las relaciones y los conflictos en el medio hospitalario: de lo que es el contacto con el enfermo, la importancia de una continua formación, la gestión, la atención a los mayores, atender el sufrimiento de los niños... Así como la actitud, tanto frente a la muerte como hacia la participación en una nueva vida.

Me permito, pues, recordarlo todo como si ahora volviera a comenzar. Y lo hago evocando que ser enfermera implica todo lo que han expuesto tan magníficamente las compañeras entrevistadas, pero permitiéndome asimismo sugerir alguna aportación personal:

- No dejar nunca de aprender, estudiar y reciclarse a lo largo de toda tu vida profesional; solo así podrás trabajar en equipos multidisciplinares.

- En la relación entre el enfermo y su cuidador/a siempre hemos de esforzarnos en que aquellos empleen sus propias capacidades para superar su dolencia ya que, casi siempre, hay una intrínseca voluntad de vivir. A veces, solo se trata de una mirada, de una sonrisa, de una mano; de saber escuchar, de entender sus silencios, de no perder el buen humor... Se trata de transmitirles complicidad y esto solo se consigue dándole importancia al cuidado, al lenguaje: a lo que decimos y cómo. Sin olvidar que también debemos ser capaces de preservar nuestras emociones y sentimientos, no solo con el enfermo sino con sus familiares, así como respetar siempre su autonomía.

Hace cuarenta años, presenté mi tesina *La indefensión del paciente*. El paciente, «como su nombre indica», observa, espera, reflexiona... porque teme sentirse indefenso ante el sistema. Pese a que, sin duda, se ha avanzado; un logro en el que la aportación del personal sanitario ha sido crucial.

Amigas y amigos de profesión: ¿qué más puedo deciros que ya no sepáis sobre vuestros pacientes y su dignidad como tales? ¿Acaso queda algo por explicar sobre cómo gestionar el sufrimiento de todo ser humano? ¿Acaso no se hace muy evidente en todas las entrevistas de este libro que, para el buen desempeño de esta labor, es indispensable saber ayudar?

Como epílogo a esta reflexión, y como comentario final, me pregunto qué ha aportado esta profesión a mi vida y qué he aportado yo, a través de la profesión, a la sociedad en la cual vivimos.

MARTA CORACHÁN

- *Diplomada en Enfermería, en Gestión Hospitalaria y en Dietética y Nutrición.*
- *Presidenta de la Cruz Roja en Cataluña y vicepresidenta para España entre los años 1995 y 2003.*
- *Actualmente es vicepresidenta del Centro para la Cooperación en el Mediterráneo de la Cruz Roja y la Media Luna Roja.*

En 2002 fue distinguida por la Generalitat de Cataluña con la Creu de Sant Jordi.